# 伤寒论 重排本

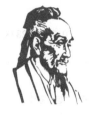

汉 张仲景 述

晋 王叔和 集

韩世明 整理

U0334504

中国中医药出版社

·北京·

**图书在版编目（CIP）数据**

伤寒论重排本 /（汉）张仲景述;（晋）王叔和集；韩世明整理 . —北京：中国中医药出版社，2018.3（2024.10重印）
ISBN 978 - 7 - 5132 - 4616 - 3

Ⅰ .①伤… Ⅱ .①张…②王…③韩… Ⅲ .①《伤寒论》 Ⅳ .① R222.2

中国版本图书馆 CIP 数据核字（2017）第 287875 号

---

**中国中医药出版社出版**

北京经济技术开发区科创十三街31号院二区 8 号楼
邮政编码 100176
传真 010-64405721
北京盛通印刷股份有限公司印刷
各地新华书店经销

开本 787×1092 1/32 印张 7.5 字数 140 千字
2018 年 3 月第 1 版 2024 年 10 月第 3 次印刷
书号 ISBN 978 - 7 - 5132 - 4616 - 3

定价 29.00 元
网址 www.cptcm.com

**服 务 热 线 010-64405510**
**购 书 热 线 010-89535836**
**侵 权 打 假 010-64405753**

**微信服务号 zgzyycbs**
**微商城网址 https://kdt.im/LIdUGr**
**官 方 微 博 http://e.weibo.com/cptcm**
**天猫旗舰店网址 https://zgzyycbs.tmall.com**

# 前　言

　　我在大学学习《伤寒论》时，就对其产生了浓厚兴趣，刻苦学习之，并背诵条文。毕业后，在临床中也经常用《伤寒论》方剂解决患者病痛。于1983年，我考入内蒙古医学院中医系伤寒专业，在导师张斌教授的指导下，进行《伤寒论》气化学说的研究。在获得硕士学位后，我留在了伤寒教研室任教。1991年，我又考入北京中医药大学（原北京中医学院），成为伤寒专业的博士研究生，在导师刘渡舟教授的指导下，对《伤寒论》气化学说进行了更加深入的研究。

　　在不断学习研究中，我接触了一些《伤寒论》的不同版本，对其条文进行反复对照分析后发现，现在通行的《伤寒论》条文顺序是混乱的，正如明代方有执在《伤寒论条辨》中所指出的：条文为错简。虽然这种错简的观点在中医学界一直都有争论，但我通过对条文在用语文字等方面的对比分析，发现张仲景在写《伤寒论》时应该是有严密的条文顺序编排的，条文间是能够相互衔接的。但如果我们去读现在通行本的《伤寒论》就会发现有些条文的顺序有很多问题，导致我们不能顺畅的通读下来。因此，我才萌生了将《伤寒论》重新排序的念头。

这个念头最早出现是在1992年，刘渡舟老师送给我一本他主编的《伤寒论校注》（1991年6月人民卫生出版社），从那时起，我就用《伤寒论校注》为底本，开始了《伤寒论》重新排序的工作。后来我回到呼和浩特，见到硕士研究生导师张斌教授，说起我正在做的事情，张老师说："等编好了以后让我看看。"但重订错简的难度太大了，直到1997年张老师去世，也没能看到学生的成果。

从1992年开始至1994年的博士研究生学习阶段，我每天花一两个小时去订正错简。博士研究生毕业后，每天除了正常的工作，我投入到订正错简的精力就更多了，有时一天四五个小时。最初的十几年是在纸上抄改，写了改，改了写，纸张废了一堆又一堆，不停地重复着这项看不到希望的工作。2004年用计算机后，工作相对变得简单了，但仍经过无数次的修改，才在2007年终于完成阶段性的工作。

2007年，我编著了《再传〈伤寒论〉》一书。全书共分三部分，其中《伤寒论》重排是第一部分，名为《顺编翻刻宋板〈伤寒论〉全文》。这本《再传〈伤寒论〉》获得2007年度的国家科学技术学术著作出版基金，并于2008年由科学技术文献出版社出版。我当时曾认为：《再传〈伤寒论〉》中对宋板《伤寒论》十卷本进行的条文顺序编排已经非常非常好了，无可再编了。但后来，我经过更仔细的研究，逐渐发现还有很多排序上的不妥之处。于是，在2007年编排基础上，我又开始了反复修改，这一改，又是10年。

从1992年算起，重订《伤寒论》错简的工作，我一共用了25年，才有了现今这个相对完善的重排本。这是一件前人没有进行过的极其艰巨但又极为有意义的工作，所以，为之付出再多也是非常值得的。

下面我对条文进行排序的依据简单说一下：

**1. 按照条文之间的结构逻辑进行重排**　细分析《伤寒论》条文，在每条之间是有很强的逻辑的，而且这种逻辑是很严谨的。然而，宋本《伤寒论》在排序中却忽视了这种严谨结构。

熟悉《伤寒论》的读者都知道，六经病的第一条都是讲的本经的提纲证，如《辨太阳病脉证并治上》的第一条为："太阳之为病，脉浮，头项强痛而恶寒"；《辨少阳病脉证并治》的第一条为"少阳之为病，口苦，咽干，目眩也"；《辨太阴病脉证并治》的第一条为"太阴之为病，腹满而吐，食不下，自利益甚，时腹自痛。若下之，必胸下结鞕"；《辨少阴病脉证并治》的第一条为"少阴之为病，脉微细，但欲寐也"；《辨厥阴病脉证并治》的第一条为"厥阴之为病，消渴，气上撞心，心中疼热，饥而不欲食，食则吐蛔，下之利不止"。而在《辨阳明病脉证并治》中提纲证却是第二条。

仅从这点就可以判断原条文顺序是有误的。如果按照以上的逻辑重排，将得到如下顺序（以下仅以《辨阳明病脉证并治第七》条文前十五条的排序举例说明）：

阳明之为病，胃家实一作寒是也。（180）［原180］

问曰：阳明病外证云何？答曰：身热，汗自出，不恶寒，反恶热也。（181）［原182］

问曰：病有得之一日，不发热而恶寒者，何也？答曰：虽得之一日，恶寒将自罢，即自汗出而恶热也。（182）［原183］

问曰：恶寒何故自罢？答曰：阳明居中，主土也，万物所归，无所复传，始虽恶寒，二日自止，此为阳明病也。（183）［原184］

伤寒三日，阳明脉大。（184）［原186］

问曰：病有太阳阳明，有正阳阳明，有少阳阳明，何谓也？答曰：太阳阳明者，脾约一云络是也。正阳阳明者，胃家实是也。少阳阳明者，发汗利小便已，胃中燥烦实，大便难是也。（185）［原179］

问曰：何缘得阳明病？答曰：太阳病，若发汗，若下，若利小便，此亡津液，胃中干燥，因转属阳明。不更衣，内实，大便难者，此名阳明也。（186）［原181］

阳明病，若能食，名中风。不能食，名中寒。（187）［原190］

阳明中风，口苦咽干，腹满微喘，发热恶寒，脉浮而紧，若下之，则腹满小便难也。（188）［原189］

阳明病，若中寒者，不能食，小便不利，手足濈然汗出，此欲作固瘕，必大便初鞕后溏。所以然者，以胃中冷，水谷不别故也。（189）［原191］

阳明病欲解时，从申至戌上。（190）［原193］

伤寒，脉浮而缓，手足自温者，是为系在太阴。太阴者，身当发黄，若小便自利者，不能发黄。至七八日，大便鞕者，为阳明病也。（191）［原187］

伤寒转系阳明者，其人濈然微汗出也。（192）［原188］

本太阳初得病时，发其汗，汗先出不彻，因转属阳明也。伤寒发热无汗，呕不能食，而反汗出濈濈然者，是转属阳明也。（193）［原185］

通过上面的重新排序，可以发现"阳明病"条文的变化是逐渐的、贯通的。如：

第一条（180），提出提纲证"胃家实"，这讲的是阳明病"内证"。

第二条（181），则讲阳明病的"外证"表现。

第三条（182），进一步论述"外证"第一日反常的特殊表现。

第四条（183），论述恶寒自罢的原因，及说明阳明病一般都是第二日恶寒自止。

第五条（184），承接第四条，论阳明病至第三日里热蓄积转盛而脉大。

其中，第三至第五条，说明伤寒一日、二日、三日，阳明病的脉证表现是逐渐变化的。

第六条（185）与第七条（186）是论阳明病的成因。其中第六条论述阳明病有从太阳病转变而来的，也有从少阳病转变而来的，也有一开始发病就为阳明病的。

第七条则承接第六条，具体论述由太阳病转归为阳明病的情况。

第八条（187）、九条（188）、十条（189）是论述阳明病有中风、中寒的不同，以及不同的脉证表现。第十一条（190）讲"欲解时"。因在六经病中，都是论述了"中风""伤寒"（中寒）的不同脉证表现后，才论述各经的"欲解时"。

第十二条（191），是论述病在太阳，但病情关联到了太阴（系在太阴），至七八日，转归为阳明病的情况。

第十三条（192），为病在太阳，又有阳明里热，但阳明里热尚不是非常严重，"其人濈然微汗出"，因为病证关联到了阳明，所以为"伤寒转系阳明"。

第十四条（193），由于发汗而汗出不彻，病由太阳而完全转为阳明病，所以为"转属阳明"。

"系在太阴""转系阳明""转属阳明"，是有很微妙的差别的。不仅如此，第十三条中的"伤寒转系阳明者，其人濈然微汗出"，与第十四条"反汗出濈濈然者，是转属阳明也"，在文字上是有承接关系的，并且"濈然微汗出"与"反汗出濈濈然"表达的汗出量是不同的。

还剩下一条原文〔192〕："阳明病，初欲食，小便反不利，大便自调，其人骨节疼，翕翕如有热状，奄然发狂，濈然汗出而解者，此水不胜谷气，与汗共并，脉紧则愈"，排在了后面，不在前十四条之内，也没有排到第十五条。

通过这种排序，可以将张仲景的学术思路厘清，对其学术观点能更好地把握，学习者可以更系统地进行学习。

**2.根据六经气化理论重新调整排序**　《伤寒论》中某些病证在通过用药等方法干预后，气化方向会因不同体质有不同的转归，然后再根据转归方向采用相应的药物或其他方法让机体气化趋于正常。如果按照这样的思路看《伤寒论》，就会发现有些条文顺序是被拆散的，如在《辨太阳病脉证并治上》关于服用桂枝汤后的一些变化：

服桂枝汤，大汗出，脉洪大者，与桂枝汤，如前法。（25）

服桂枝汤，大汗出后，大烦渴不解，脉洪大者，白虎加人参汤主之。（26）

服桂枝汤，或下之，仍头项强痛，翕翕发热，无汗，心下满微痛，小便不利者。（28）

这三条原来的顺序并不衔接，但这三条开头均有"服桂枝汤"，如参照上面的原则，重新排序时是要将这三条顺接排列的。

还有，在《辨太阳病脉证并治上》关于"寒""热"的描述：

病有发热恶寒者，发于阳也。无热恶寒者，发于阴也。发于阳，七日愈。发于阴，六日愈。以阳数七、阴数六故也。（7）

太阳病，欲解时，从巳至未上。（9）

病人身大热，反欲得衣者，热在皮肤，寒在骨髓也。身大寒，反不欲近衣者，寒在皮肤，热在骨髓也。（11）

这三条的顺序如按照气化理论来说是混乱的。这是因为第11条表里寒热之辨，论述的是少阴与太阳的关系，以少阴为本，太阳为标。因皮肤在表为太阳所统，骨髓在里为少阴所主。而第7条也是这种气化理论的延续，所以要放在太阳病欲解时之前。如果按照这个思路重新排序，将得到以下的顺序：

病人身大热，反欲得衣者，热在皮肤，寒在骨髓也。身大寒，反不欲近衣者，寒在皮肤，热在骨髓也。（5）［原11］

病有发热恶寒者，发于阳也。无热恶寒者，发于阴也。发于阳，七日愈。发于阴，六日愈。以阳数七、阴数六故也。（6）［原7］

太阳病，欲解时，从巳至未上。（7）［原9］

在论述了太阳病欲解时之后，与时间有关的对邪气传经与正气传经的三条原文就顺序连接上了。即：

伤寒一日，太阳受之，脉若静者，为不传。颇欲吐，若躁烦，脉数急者，为传也。（8）［原4］

伤寒二三日，阳明少阳证不见者，为不传也。（9）［原5］

太阳病头痛至七日以上自愈者，以行其经尽故也。若欲作再经者，针足阳明，使经不传则愈。（10）［原8］

以上只简单论述了重新排序的思路，其中涉及的理论根据其实牵涉许多方面，这里不再详细论述。感兴趣的读者可以关注我后面将要出版的图书。

此次重新排序，原文以中医古籍出版社2004年出版的影印赵开美《仲景全书》中的《翻刻宋板〈伤寒论〉全文》十卷本（即赵开美《仲景全书》中国中医科学院藏本）为底本，并参考刘渡舟老师主编的《伤寒论校注》（1991年6月人民卫生出版社，所用底本为北京图书馆赵开美《仲景全书》的缩微胶卷，馆藏原书于抗战前转移至台湾）进行整理。原文为繁体竖排，此次对条文重新排序，改为简体横排，并未对文字进行修改与校注。关于异体字、通假字等参考《伤寒论校注》一书的原则进行处理，关于"藏""府""胎"均保留原字，未进行更改。

以下对排序中的一些问题简单说明。

1.调整《辨脉法》《平脉法》的顺序。原宋本《伤寒论》是《辨脉法》第一、《平脉法》第二。但通过研究发现应为《平脉法》第一、《辨脉法》第二。因《平脉法》是讲诊脉的原理、注意事项、各种不同的脉象鉴别等，《辨脉法》是通过不同的脉象来辨别不同的病证。从逻辑上来讲，此等排序更为恰当。

2.除《平脉法》《辨脉法》中有些条文所在篇位置有误，需要进行调整外，其余二十篇中的条文仅在本篇中进行调整，不随意移至他篇。即原《辨太阳病脉证并治上》的条文，在重排本中必须编在《辨太阳病脉证并治上》。

3.遵守宋本《伤寒论》方证同条的原则，不随意移动方剂到其他条文处，即《伤寒论》第五至第二十二篇，都必须遵守有方剂的条文在前，没方剂的条文在后的原则。如《辨太阳病脉证并治中》条文"太阳病，外证未解，脉浮弱者，当以汗解，宜桂枝汤"，其下有方剂："桂枝去皮、芍药、生姜各三两，切，甘草二两，炙，大枣十二枚，擘。右上五味，以水七升，煮取三升，去滓，温服一升。须臾啜热稀粥一升，助药力，取微汗。"根据原则，这一条必须编排在前面。而其他没有桂枝汤方剂的条文，如"太阳病，外证未解，不可下也，下之为逆，欲解外者，宜桂枝汤"；"太阳病先发汗不解，而复下之，脉浮者不愈，浮为在外，而反下之，故令不愈。今脉浮，故在外，当须解外则愈，宜桂枝汤"等，都应编排在后面。

4.原书中载有方剂的条文后列有方一、方二、方三等序号，并有某方剂几味的记录，因这些是仲景之后的人所加入，故在重排本中均予删除。

5.重排本中每一条文后都编有序号，用（××）表示，同时将原宋本序号标出，用［原××］表示，作为对照，便于读者相互校对查阅。

最后我要讲一下为什么要重排《伤寒论》。

《伤寒论》为学习中医学的重要典籍，但由于流传下来的条文顺序混乱，极大地影响了人们对《伤寒论》的学习与研究。由于条文之间的联系性被割裂了，每条条文就成了一个个孤立的病证、方剂，很多人学习《伤寒论》只是学习了一些彼此孤立的方证。再者，现今大多数人所采用的都是八纲辨证的方法，但张仲景在《伤寒论》中所揭示的，仅仅是这种单纯的八纲辨证方法吗？我认为不是！

《伤寒论》是一部理法方药具备的系统性著作，不是唯外因论的著作，全书更侧重在对人体内因，即六经的系统、全面、深刻的认识。通过风、寒外邪的入侵，讲述六经的正气如何去抵抗外邪、人体六经正气的强与弱、治疗是否得力等等，由此而产生了非常复杂多变的病证。六经是一个整体，各经正气既有所分别不同，但又相互贯通、协调、统一。看待病证，既有邪气，更有正气；既有动态，又有侧重于局部的相对而言的静态。

所以，《伤寒论》讲的不是单纯的方与证归类问题。正如张仲景在自序中所说："夫天布五行。以运万类。人禀五常。以有五藏。经络府俞。阴阳会通。玄冥幽微。变化难极。"

张仲景又说："若能循余所集，思过半矣"。《伤寒论》这部著作，是需要去研究与深思的，割裂了条文之间的联系性，仲景的思维、理念就被肢解了、破坏了。

　　因此，《伤寒论》重排本的意义，在于使读者能够跟随仲景的思路，去动态地学习疾病的表里深浅的变化，重视人体正气在发病时的强弱盛衰，邪正相争时的进退出入动态变化过程，加强临床辨证思维能力，而"思过半矣"。这样，就可避免大多数人用单纯的症候群归类、方证相对等观点简单化看待仲景学术思想的弊端。

　　另外，经过重新排序，可知《伤寒论》十卷除了《伤寒例》中有关热病方面的条文外，全部都是张仲景所写。这一发现，可打消人们在"平脉法""辨脉法""伤寒例""诸可"与"不可"等方面的千古疑虑。而《平脉法》《辨脉法》《伤寒例》等，在错简情况下，不仅不便于学习，也不便于讲授，而有了重排本，这一切困难都不存在了，可使人们更全面地认识与理解张仲景的学术思想。

韩世明

2018年2月

# 伤寒杂病论集

论曰：余每览越人入虢之诊，望齐侯之色，未尝不慨然叹其才秀也。怪当今居世之士，曾不留神医药，精究方术，上以疗君亲之疾，下以救贫贱之厄，中以保身长全，以养其生，但竞逐荣势，企踵权豪，孜孜汲汲，惟名利是务；崇饰其末，忽弃其本，华其外而悴其内。皮之不存，毛将安附焉？卒然遭邪风之气，婴非常之疾，患及祸至，而方震栗，降志屈节，钦望巫祝，告穷归天，束手受败。赍百年之寿命，持至贵之重器，委付凡医，恣其所措，咄嗟呜呼！厥身已毙，神明消灭，变为异物，幽潜重泉，徒为啼泣。痛夫！举世昏迷，莫能觉悟，不惜其命，若是轻生，彼何荣势之云哉？而进不能爱人知人，退不能爱身知己，遇灾值祸，身居厄地，蒙蒙昧昧，蠢若游魂。哀乎！趋世之士，驰竞浮华，不固根本，忘躯徇物，危若冰谷，至于是也。

余宗族素多，向余二百。建安纪年以来，犹未十稔，其死亡者三分有二，伤寒十居其七。感往昔之沦丧，伤横夭之莫救，乃勤求古训，博采众方，撰用《素问》《九卷》《八十一难》《阴阳大论》《胎胪药录》并《平脉辨证》，为《伤寒杂病论》，合十六卷。虽未能尽愈诸病，庶可以见病知源。若能循余所集，思过半矣。

夫天布五行，以运万类；人禀五常，以有五藏。经络府俞，阴阳会通，玄冥幽微，变化难极。自非才高识妙，岂能探其理致哉！上古有神农、黄帝、岐伯、伯高、雷公、少俞、少师、仲文，中世有长桑、扁鹊，汉有公乘阳庆及仓公，下此以往，未之闻也。观今之医，不念思求经旨，以演其所知；各承家技，终始顺旧，省疾问病，务在口给；相对斯须，便处汤药；按寸不及尺，握手不及足；人迎、趺阳，三部不参；动数发息，不满五十。短期未知决诊，九候曾无仿佛；明堂阙庭，尽不见察，此谓窥管而已。夫欲视死别生，实为难矣！

孔子云：生而知之者上，学则亚之。多闻博识，知之次也。余宿尚方术，请事斯语。

# 目 录

# 伤寒论卷第一

## 平脉法第一

问曰：脉有三部，阴阳相乘，荣卫血气，在人体躬。呼吸出入，上下于中，因息游布，津液流通。随时动作，效象形容，春弦秋浮，冬沉夏洪。察色观脉，大小不同，一时之间，变无经常，尺寸参差，或短或长，上下乖错，或存或亡。病辄改易，进退低昂。心迷意惑，动失纪纲。愿为具陈，令得分明。师曰：子之所问，道之根源。脉有三部，尺寸及关，荣卫流行，不失衡铨，肾沉心洪，肺浮肝弦，此自经常，不失铢分。出入升降，漏刻周旋，水下百刻，一周循环。当复寸口，虚实见焉。变化相乘，阴阳相干。风则浮虚，寒则牢坚。沉潜水滀，支饮急弦。动则为痛，数则热烦。设有不应，知变所缘。三部不同，病各异端。大过可怪，不及亦然，邪不空见，终必有奸，审察表里，三焦别焉。知其所舍，消息诊看，料度府藏，独见若神。为子条记，传与贤人。（1）［原平脉1］

问曰：《经》说，脉有三菽、六菽重者，何谓也？师曰：脉，人以指按之，如三菽之重者，肺气也。如六菽之重者，心气也。如九菽之重者，脾气也。如十二菽之重者，肝气也。按之至骨者，肾气也。菽者，小豆也。假令下利，寸口、关上、尺中，悉不见脉，然尺中时一小见，脉再举头一云按投者，肾气也。若见损脉来至，为难治。肾谓所胜脾，脾胜不应时。（2）［原平脉10］

问曰：东方肝脉，其形何似？师曰：肝者木也，名厥阴，其脉微弦、濡弱而长，是肝脉也。肝脉自得濡弱者，愈也。假令得纯弦脉者，死。何以知之？以其脉如弦直，此是肝藏伤，故知死也。

南方心脉，其形何似？师曰：心者火也，名少阴，其脉洪大而长，是心脉也。心病自得洪大者，愈也。假令脉来微去大，故名反，病在里也。脉来头小本大，故名覆，病在表也。上微头小者，则汗出。下微本大者，则为关格不通，不得尿。头无汗者可治，有汗者死。

西方肺脉，其形何似？师曰：肺者金也，名太阴，其脉毛浮也。肺病自得此脉，若得缓迟者，皆愈。若得数者则剧。何以知之？数者，南方火，火克西方金，法当痈肿，为难治也。（3）［原平脉14］

师曰：脉病人不病，名曰行尸，以无王气，卒眩仆不识人者，短命则死。人病脉不病，名曰内虚，以无谷神，虽困无苦。（4）〔原平脉18〕

问曰：二月得毛浮脉，何以处言至秋当死。师曰：二月之时，脉当濡弱，反得毛浮者，故知至秋死。二月肝用事，肝属木，脉应濡弱，反得毛浮脉者，是肺脉也。肺属金，金来克木，故知至秋死。他皆仿此。（5）〔原平脉15〕

问曰：濡弱何以反适十一头？师曰：五藏六府相乘，故令十一。（6）〔原平脉42〕

阳脉浮大而濡，阴脉浮大而濡，阴脉与阳脉同等者，名曰缓也。（7）〔原辨脉7〕

脉浮而紧者，名曰弦也。弦者状如弓弦，按之不移也。脉紧者，如转索无常也。（8）〔原辨脉8〕

脉弦而大，弦则为减，大则为芤，减则为寒，芤则为虚。寒虚相搏，此名为革。妇人则半产漏下，男子则亡血失精。（9）〔原辨脉9〕

阴阳相搏，名曰动。阳动则汗出，阴动则发热。形冷恶寒者，此三焦伤也。若数脉见于关上，上下无头尾，如

豆大，厥厥动摇者，名曰动也。（10）［原辨脉6］

问曰：翕奄沉，名曰滑，何谓也？师曰：沉为纯阴，翕为正阳，阴阳和合，故令脉滑。关尺自平，阳明脉微沉，食饮自可。少阴脉微滑，滑者紧之浮名也，此为阴实，其人必股内汗出，阴下湿也。（11）［原平脉19］

脉来缓，时一止复来者，名曰结。脉来数，时一止复来者，名曰促。一作纵。脉阳盛则促，阴盛则结，此皆病脉。（12）［原辨脉5］

问曰：脉有阳结阴结者，何以别之？答曰：其脉浮而数，能食，不大便者，此为实，名曰阳结也。期十七日当剧。其脉沉而迟，不能食，身体重，大便反鞭，音硬，下同。名曰阴结也。期十四日当剧。（13）［原辨脉2］

问曰：脉有阴阳，何谓也？答曰：凡脉大、浮、数、动、滑，此名阳也；脉沉、涩、弱、弦、微，此名阴也。凡阴病见阳脉者生，阳病见阴脉者死。（14）［原辨脉1］

问曰：脉有相乘，有纵有横，有逆有顺，何谓也？师曰：水行乘火，金行乘木，名曰纵；火行乘水，木行乘金，名曰横；水行乘金，火行乘木，名曰逆；金行乘水，木行乘火，名曰顺也。（15）［原平脉11］

问曰：何以知乘府，何以知乘藏。师曰：诸阳浮数为乘府，诸阴迟涩为乘藏也。（16）［原平脉43］

师曰：呼吸者，脉之头也。初持脉，来疾去迟，此出疾入迟，名曰内虚外实也。初持脉，来迟去疾，此出迟入疾，名曰内实外虚也。（17）［原平脉2］

师持脉，病人欠者，无病也。脉之呻者，病也。言迟者，风也。摇头言者，里痛也。行迟者，表强也。坐而伏者，短气也。坐而下一脚者，腰痛也。里实护腹，如怀卵物者，心痛也。（18）［原平脉5］

问曰：人恐怖者，其脉何状？师曰：脉形如循丝，累累然，其面白脱色也。（19）［原平脉7］

问曰：人愧者，其脉何类？师曰：脉浮而面色乍白乍赤。（20）［原平脉9］

问曰：人不饮，其脉何类？师曰：脉自涩，唇口干燥也。（21）［原平脉8］

问曰：曾为人所难，紧脉从何而来。师曰：假令亡汗，若吐，以肺里寒，故令脉紧也。假令欬者，坐饮冷水，故令脉紧也。假令下利，以胃虚冷，故令脉紧也。（22）［原平脉20］

脉蔼蔼如车盖者，名曰阳结也。一云秋脉。脉累如循长竿者，名曰阴结也。一云夏脉。脉瞥瞥如羹上肥者，阳气微也。脉萦萦如蜘蛛丝者，阳气衰也。一云阴气。脉绵绵如泻漆之绝者，亡其血也。（23）［原辨脉4］

问曰：脉有残贼，何谓也？师曰：脉有弦、紧、浮、滑、沉、涩，此六脉名曰残贼，能为诸脉作病也。（24）［原平脉12］

问曰：脉有灾怪，何谓也？师曰：假令人病，脉得太阳，与形证相应，因为作汤。比还送汤，如食顷，病人乃大吐，若下利，腹中痛。师曰：我前来不见此证，今乃变异，是名灾怪。又问曰：何缘作此吐利？答曰：或有旧时服药，今乃发作，故为灾怪耳。（25）［原平脉13］

问曰：上工望而知之，中工问而知之，下工脉而知之，愿闻其说。师曰：病家人请云，病人苦发热，身体疼，病人自卧。师到诊其脉，沉而迟者，知其差也。何以知之？若表有病者，脉当浮大，今脉反沉迟，故知愈也。假令病人云腹内卒痛，病人自坐，师到脉之，浮而大者，知其差也。何以知之？若里有病者，脉当沉而细，今脉浮大，故知愈也。（26）［原平脉3］

师曰：病家人来请云，病人发热烦极。明日师到，病人向壁卧，此热已去也。设令脉不和，处言已愈。设令向壁卧，闻师到，不惊起而盻视，若三言三止，脉之咽唾者，此诈病也。设令脉自和，处言此病大重，当须服吐下药，针灸数十百处乃愈。（27）〔原平脉4〕

师曰：病人脉微而涩者，此为医所病也。大发其汗，又数大下之，其人亡血，病当恶寒，后乃发热，无休止时。夏月盛热，欲著复衣。冬月盛寒，欲裸其身。所以然者，阳微则恶寒，阴弱则发热。此医发其汗，使阳气微，又大下之，令阴气弱。五月之时，阳气在表，胃中虚冷，以阳气内微，不能胜冷，故欲著复衣。十一月之时，阳气在里，胃中烦热，以阴气内弱，不能胜热，故欲裸其身。又阴脉迟涩，故知亡血也。（28）〔原辨脉21〕

问曰：病有洒淅恶寒而复发热者，何？答曰：阴脉不足，阳往从之；阳脉不足，阴往乘之。曰：何谓阳不足？答曰：假令寸口脉微，名曰阳不足，阴气上入阳中，则洒淅恶寒也。曰：何谓阴不足？答曰：尺脉弱，名曰阴不足，阳气下陷入阴中，则发热也。（29）〔原辨脉3上〕

师曰：寸脉下不至关，为阳绝；尺脉上不至关，为阴绝。此皆不治，决死也。若计其余命生死之期，期以月节克之也。（30）〔原平脉17〕

师曰：脉，肥人责浮，瘦人责沉。肥人当沉，今反浮；瘦人当浮，今反沉，故责之。（31）[原平脉16]

师曰：伏气之病，以意候之，今月之内，欲有伏气。假令旧有伏气，当须脉之。若脉微弱者，当喉中痛似伤，非喉痹也。病人云：实咽中痛。虽尔，今复欲下利。（32）[原平脉6]

平脉法条文编次说明：

第1条至第6条为第一节，主要论述脉学的理论。

第7条至第12条为第二节，主要论述各种不同的脉象及临床意义。

第13条至第32条为第三节，进一步论述病理情况下诊脉时需要考虑的规则及各种注意事项。

## 辨脉法第二

寸口脉缓而迟，缓则阳气长，其色鲜，其颜光，其声商，毛发长。迟则阴气盛，骨髓生，血满，肌肉紧薄鲜鞕。阴阳相抱，荣卫俱行，刚柔相得，名曰强也。（1）[原平脉22]

寸口卫气盛，名曰高。高者，暴狂而肥。荣气盛，名曰章。章者，暴泽而光。高章相搏，名曰纲。纲者，身筋急脉强直故也。卫气弱，名曰惵。惵者，心中气动迫怯。荣气弱，名曰卑。卑者，心中常自羞愧。惵卑相搏，名曰损。损者，五藏六府，俱乏气虚惙故也。卫气和，名曰缓。缓者，四肢不能自收。荣气和，名曰迟。迟者，身体俱重，但欲眠也。缓迟相搏，名曰沉。沉者，腰中直，腹内急痛，但欲卧，不欲行。（2）［原平脉21］

寸口脉浮为在表，沉为在里，数为在府，迟为在藏。假令脉迟，此为在藏也。（3）［原辨脉17］

寸口脉浮而紧，浮则为风，紧则为寒。风则伤卫，寒则伤荣。荣卫俱病，骨节烦疼，当发其汗也。（4）［原辨脉19］

寸口脉微而缓，微者卫气疏，疏则其肤空；缓者胃气实，实则谷消而水化也。谷入于胃，脉道乃行，水入于经，其血乃成。荣盛，则其肤必疏，三焦绝经，名曰血崩。（5）［原平脉35］

寸口脉弱而缓，弱者阳气不足，缓者胃气有余。噫而吞酸，食卒不下，气填于膈上也。一作下。（6）［原平脉29］

寸口脉弱而迟，弱者卫气微，迟者荣中寒。荣为血，

血寒则发热；卫为气，气微者，心内饥，饥而虚满不能食也。（7）［原平脉27］

寸口脉微而涩，微者卫气衰，涩者荣气不足。卫气衰，面色黄；荣气不足，面色青。荣为根，卫为叶，荣卫俱微，则根叶枯槁而寒栗、欬逆、唾腥、吐涎沫也。（8）［原平脉33］

寸口脉微而涩，微者卫气不行，涩者荣气不逮，荣卫不能相将，三焦无所仰，身体痹不仁。荣气不足，则烦疼，口难言；卫气虚者，则恶寒数欠。三焦不归其部，上焦不归者，噫而酢吞；中焦不归者，不能消谷引食；下焦不归者，则遗溲。（9）［原平脉31］

寸口脉阴阳俱紧者，法当清邪中于上焦，浊邪中于下焦。清邪中上，名曰洁也；浊邪中下，名曰浑也。阴中于邪，必内栗也。表气微虚，里气不守，故使邪中于阴也。阳中于邪，必发热、头痛、项强、颈挛、腰痛、胫酸，所为阳中雾露之气。故曰清邪中上，浊邪中下。阴气为栗，足膝逆冷，便溺妄出。表气微虚，里气微急，三焦相溷，内外不通。上焦怫音佛，下同。郁，藏气相熏，口烂食断也。中焦不治，胃气上冲，脾气不转，胃中为浊，荣卫不通，血凝不流。若卫气前通者，小便赤黄，与热相搏，因热作使，游于经络，出入藏府，热气所过，则为痈脓。若阴气前通者，阳气厥微，阴无所使，客气内入，嚏而出之，声嘔乙骨切。咽塞。寒厥相追，为热所拥，血凝自下，状如豚肝。阴阳俱厥，脾气孤弱，五液注下，下焦不盍，一作阖。清便下重，令便数难，齐筑湫痛，命将难全。（10）［原辨脉28］

寸口脉微，尺脉紧，其人虚损多汗，知阴常在，绝不见阳也。（11）［原平脉40］

寸口诸微亡阳，诸濡亡血，诸弱发热，诸紧为寒。诸乘寒者，则为厥，郁冒不仁，以胃无谷气，脾涩不通，口急不能言，战而栗也。（12）［原平脉41］

寸口脉浮而大，浮为虚，大为实。在尺为关，在寸为格。关则不得小便，格则吐逆。（13）［原平脉24］

寸口脉浮大，而医反下之，此为大逆。浮则无血，大则为寒，寒气相搏，则为肠鸣。医乃不知，而反饮冷水，令汗大出，水得寒气，冷必相搏，其人即饐。音噎，下同。（14）［原辨脉24］

跌阳脉浮，浮则为虚，浮虚相搏，故令气饐，言胃气虚竭也。脉滑则为哕，此为医咎。责虚取实，守空迫血，

脉浮，鼻中燥者，必衄也。（15）［原辨脉25］

趺阳脉迟而缓，胃气如经也。趺阳脉浮而数，浮则伤胃，数则动脾，此非本病，医特下之所为也。荣卫内陷，其数先微，脉反但浮，其人必大便鞕，气噫而除。何以言之？本以数脉动脾，其数先微，故知脾气不治，大便鞕，气噫而除。今脉反浮，其数改微，邪气独留，心中则饥，邪热不杀谷，潮热发渴，数脉当迟缓，脉因前后度数如法，病者则饥。数脉不时，则生恶疮也。（16）［原辨脉20］

趺阳脉浮而涩，少阴脉如经者，其病在脾，法当下利。何以知之？若脉浮大者，气实血虚也。今趺阳脉浮而涩，故知脾气不足，胃气虚也。以少阴脉弦而浮，一作沉。才见此为调脉，故称如经也。若反滑而数者，故知当屎脓也。《玉函》作溺。（17）［原辨脉18］

趺阳脉紧而浮，浮为气，紧为寒。浮为腹满，紧为绞痛。浮紧相搏，肠鸣而转，转即气动，膈气乃下，少阴脉不出，其阴肿大而虚也。（18）［原平脉30］

趺阳脉浮而芤，浮者卫气虚，芤者荣气伤，其身体瘦，肌肉甲错，浮芤相搏，宗气微衰，四属断绝。四属者，谓皮、肉、脂、髓。俱竭，宗气则衰矣。（19）［原平脉34］

趺阳脉微而紧，紧则为寒，微则为虚，微紧相搏，则为短气。（20）［原平脉36］

趺阳脉滑而紧，滑者胃气实，紧者脾气强。持实击强，痛还自伤，以手把刃，坐作疮也。（21）［原平脉23］

趺阳脉大而紧者，当即下利，为难治。（22）［原平脉28］

趺阳脉沉而数，沉为实，数消谷。紧者病难治。（23）［原平脉32］

趺阳脉伏而涩，伏则吐逆，水谷不化，涩则食不得入，名曰关格。（24）［原平脉25］

趺阳脉不出，脾不上下，身冷肤鞭。（25）［原平脉38］

少阴脉不至，肾气微，少精血，奔气促迫，上入胸膈，宗气反聚，血结心下，阳气退下，热归阴股，与阴相动，令身不仁，此为尸厥。当刺期门、巨阙。宗气者，三焦归气也，有名无形，气之神使也。下荣玉茎，故宗筋聚缩之也。（26）［原平脉39］

少阴脉弱而涩，弱者微烦，涩者厥逆。（27）［原平脉37］

伤寒欬逆上气，其脉散者死，谓其形损故也。（28）〔原辨脉33〕

阳脉浮，一作微。阴脉弱者，则血虚，血虚则筋急也。其脉沉者，荣气微也。其脉浮，而汗出如流珠者，卫气衰也。荣气微者，加烧针，则血留不行，更发热而躁烦也。（29）〔原辨脉3下〕

诸脉浮数，当发热而洒淅恶寒，若有痛处，饮食如常者，畜积有脓也。（30）〔原辨脉26〕

脉浮而数，浮为风，数为虚，风为热，虚为寒，风虚相搏，则洒淅恶寒也。（31）〔原辨脉31〕

脉浮而大，心下反鞕，有热，属藏者，攻之，不令发汗。属府者，不令溲数，溲数则大便鞕。汗多则热愈，汗少则便难，脉迟尚未可攻。（32）〔原辨脉22〕

脉浮而大，浮为风虚，大为气强。风气相搏，必成隐疹，身体为痒。痒者名泄风，久久为痂癞。眉少发稀，身有干疮，而腥臭也。（33）〔原平脉26〕

脉浮而迟，面热赤而战惕者，六七日当汗出而解，反发热者差迟。迟为无阳，不能作汗，其身必痒也。（34）〔原辨脉27〕

脉浮而洪，身汗如油，喘而不休，水浆不下，形体不仁，乍静乍乱，此为命绝也。又未知何藏先受其灾，若汗出发润，喘不休者，此为肺先绝也。阳反独留，形体如烟熏，直视摇头者，此为心绝也。唇吻反青，四肢絷习者，此为肝绝也。环口黧黑，柔汗发黄者，此为脾绝也。溲便遗失，狂言、目反直视者，此为肾绝也。又未知何脏阴阳前绝，若阳气前绝，阴气后竭者，其人死，身色必青。阴气前绝，阳气后竭者，其人死，身色必赤，腋下温，心下热也。（35）［原辨脉23］

脉浮而滑，浮为阳，滑为实，阳实相搏，其脉数疾，卫气失度。浮滑之脉数疾，发热汗出者，此为不治。（36）［原辨脉32］

脉阴阳俱紧者，口中气出，唇口干燥，蜷卧足冷，鼻中涕出，舌上胎滑，勿妄治也。到七日以来，其人微发热，手足温者，此为欲解。或到八日以上，反大发热者，此为难治。设使恶寒者，必欲呕也。腹内痛者，必欲利也。（37）［原辨脉29］

脉阴阳俱紧，至于吐利，其脉独不解；紧去入安，此为欲解。若脉迟，至六七日不欲食，此为晚发，水停故也，为未解。食自可者，为欲解。病六七日，手足三部脉

皆至，大烦而口噤不能言，其人躁扰者，必欲解也。若脉和，其人大烦，目重，脸内际黄者，此欲解也。（38）［原辨脉30］

问曰：脉病，欲知愈未愈者，何以别之？答曰：寸口、关上、尺中三处，大小、浮沉、迟数同等，虽有寒热不解者，此脉阴阳为和平，虽剧当愈。（39）［原辨脉14］

问曰：凡病欲知何时得？何时愈？答曰：假令夜半得病者，明日日中愈；日中得病者，夜半愈。何以言之？日中得病，夜半愈者，以阳得阴则解也。夜半得病，明日日中愈者，以阴得阳则解也。（40）［原辨脉16］

师曰：立夏得洪一作浮。大脉，是其本位，其人病身体苦疼重者，须发其汗。若明日身不疼不重者，不须发汗。若汗濈濈自出者，明日便解矣。何以言之？立夏脉洪大，是其时脉，故使然也。四时仿此。（41）［原辨脉15］

问曰：伤寒三日，脉浮数而微，病人身凉和者，何也？答曰：此为欲解也，解以夜半。脉浮而解者，濈然汗出也；脉数而解者，必能食也；脉微而解者，必大汗出也。（42）［原辨脉13］

问曰：病有战而汗出，因得解者，何也？答曰：脉浮而紧，按之反芤，此为本虚，故当战而汗出也。其人本虚，是以发战，以脉浮，故当汗出而解也。若脉浮而数，按之不芤，此人本不虚；若欲自解，但汗出耳，不发战也。（43）〔原辨脉10〕

问曰：病有不战而汗出解者，何也？答曰：脉大而浮数，故知不战汗出而解也。（44）〔原辨脉11〕

问曰：病有不战不汗出而解者，何也？答曰：其脉自微，此以曾发汗、若吐、若下、若亡血，以内无津液，此阴阳自和，必自愈。故不战不汗出而解也。（45）〔原辨脉12〕

辨脉法条文编次说明：

第1条至第14条为第一节，论寸口脉的各种脉象。

第15条至第25条为第二节，论趺阳脉的各种脉象。

第26条、第27条为第三节，论少阴脉的脉象。

第28条至第36条为第四节，进一步论述各种脉象。

第37条至第45条为第五节，论述各种病证欲解的情况。

# 伤寒论卷第二

## 伤寒例第三

四时八节，二十四气，七十二候决病法。

| | |
|---|---|
| 立春正月节斗指艮 | 雨水正月中指寅 |
| 惊蛰二月节指甲 | 春分二月中指卯 |
| 清明三月节指乙 | 谷雨三月中指辰 |
| 立夏四月节指巽 | 小满四月中指巳 |
| 芒种五月节指丙 | 夏至五月中指午 |
| 小暑六月节指丁 | 大暑六月中指未 |
| 立秋七月节指坤 | 处暑七月中指申 |
| 白露八月节指庚 | 秋分八月中指酉 |
| 寒露九月节指辛 | 霜降九月中指戌 |
| 立冬十月节指乾 | 小雪十月中指亥 |
| 大雪十一月节指壬 | 冬至十一月中指子 |
| 小寒十二月节指癸 | 大寒十二月中指丑 |

二十四气，节有十二，中气有十二。五日为一候，气亦同，合有

七十二候，决病生死。此须洞解之也。（1）[原1]

《阴阳大论》云：春气温和，夏气暑热，秋气清凉，冬气冰列，此则四时正气之序也。冬时严寒，万类深藏，君子固密，则不伤于寒，触冒之者，乃名伤寒耳。其伤于四时之气，皆能为病，以伤寒为毒者，以其最成杀厉之气也。（2）[原2.1]

十五日得一气，于四时之中，一时有六气，四六名为二十四气。然气候亦有应至仍不至，或有未应至而至者，或有至而太过者，皆成病气也。但天地动静，阴阳鼓击者，各正一气耳。是以彼春之暖，为夏之暑；彼秋之忿，为冬之怒。是故冬至之后，一阳爻升，一阴爻降也；夏至之后，一阳气下，一阴气上也。斯则冬夏二至，阴阳合也；春秋二分，阴阳离也。阴阳交易，人变病焉。此君子春夏养阳、秋冬养阴，顺天地之刚柔也。小人触冒，必婴暴疹。须知毒烈之气，留在何经，而发何病，详而取之。是以春伤于风，夏必飧泄；夏伤于暑，秋必病疟；秋伤于湿，冬必咳嗽；冬伤于寒，春必病温。此必然之道，可不审明之。（3）[原2.6]

又土地温凉，高下不同；物性刚柔，飧居亦异。是故黄帝兴四方之问，岐伯举四治之能，以训后贤，开其未悟

者。临病之工，宜须两审也。（4）〔原3〕

夫欲候知四时正气为病及时行疫气之法，皆当按斗历占之。九月霜降节后宜渐寒，向冬大寒，至正月雨水节后宜解也。所以谓之雨水者，以冰雪解而为雨水故也。至惊蛰二月节后，气渐和暖，向夏大热，至秋便凉。（5）〔原2.4〕

从霜降以后，至春分以前，凡有触冒霜露，体中寒即病者，谓之伤寒也。九月十月寒气尚微，为病则轻；十一月十二月寒冽已严，为病则重；正月二月寒渐将解，为病亦轻。此以冬时不调，适有伤寒之人，即为病也。其冬有非节之暖者，名为冬温。冬温之毒与伤寒大异，冬温复有先后，更相重沓，亦有轻重，为治不同，证如后章。

从立春节后，其中无暴大寒，又不冰雪，而有人壮热为病者，此属春时阳气发于冬时伏寒，变为温病。

从春分以后至秋分节前，天有暴寒者，皆为时行寒疫也。三月四月或有暴寒，其时阳气尚弱，为寒所折，病热犹轻；五月六月阳气已盛，为寒所折，病热则重；七月八月阳气已衰，为寒所折，病热亦微。其病与温及暑病相似，但治有殊耳。（6）〔原2.5〕

凡伤寒之病，多从风寒得之。始表中风寒，入里则不消矣。未有温覆而当不消散者，不在证治。拟欲攻之，犹当先解表，乃可下之。若表已解，而内不消，非大满，犹生寒热，则病不除。若表已解，而内不消，大满大实坚有燥屎，自可除下之，虽四五日，不能为祸也。若不宜下，而便攻之，内虚热入，协热遂利，烦躁诸变，不可胜数，轻者困笃，重者必死矣。（7）〔原8〕

伤寒之病，逐日浅深，以施方治。今世人伤寒，或始不早治，或治不对病，或日数久淹，困乃告医。医人又不依次第而治之，则不中病，皆宜临时消息制方，无不效也。（8）〔原2.7〕

中而即病者，名曰伤寒。不即病者，寒毒藏于肌肤，至春变为温病，至夏变为暑病。暑病者，热极重于温也。是以辛苦之人，春夏多温热病者，皆由冬时触寒所致，非时行之气也。（9）〔原2.2〕

凡时行者，春时应暖而反大寒，夏时应热而反大凉，秋时应凉而反大热，冬时应寒而反大温，此非其时而有其气，是以一岁之中，长幼之病多相似者，此则时行之气也。（10）〔原2.3〕

若更感异气，变为他病者，当依后坏病证而治之。若脉阴阳俱盛，重感于寒者，变成温疟。阳脉浮滑，阴脉濡弱者，更遇于风，变为风温。阳脉洪数，阴脉实大者，更遇温热，变为温毒，温毒为病最重也。阳脉濡弱，阴脉弦紧者，更遇温气，变为温疫。一本作疟。以此冬伤于寒，发为温病，脉之变证，方治如说。（11）[原6.3]

凡人有疾，不时即治，隐忍冀差，以成痼疾。小儿女子，益以滋甚。时气不和，便当早言，寻其邪由，及在腠理，以时治之，罕有不愈者。患人忍之，数日乃说，邪气入藏，则难可制。此为家有患，备虑之要。凡作汤药，不可避晨夜，觉病须臾，即宜便治，不等早晚，则易愈矣。如或差迟，病即传变，虽欲除治，必难为力。服药不如方法，纵意违师，不须治之。（12）[原7]

凡发汗温暖汤药，其方虽言日三服，若病剧不解，当促其间，可半日中尽三服。若与病相阻，即便有所觉。病重者，一日一夜当晬时观之，如服一剂，病证犹在，故当复作本汤服之。至有不肯汗出，服三剂乃解。若汗不出者，死病也。（13）[原11]

凡得时气病，至五六日而渴欲饮水，饮不能多，不当与也。何者？以腹中热尚少，不能消之，便更与人作病也。至七八日，大渴欲饮水者，犹当依证而与之。与之常令不足，勿极意也，言能饮一斗，与五升。若饮而腹满，

小便不利，若喘若哕，不可与之也。忽然大汗出，是为自愈也。（14）［原12］

凡得病，反能饮水，此为欲愈之病。其不晓病者，但闻病饮水自愈，小渴者乃强与饮之，因成其祸，不可复数也。（15）［原13］

凡得病，厥脉动数，服汤药更迟，脉浮大减小，初躁后静，此皆愈证也。（16）［原14］

脉盛身寒，得之伤寒；脉虚身热，得之伤暑。（17）［原17上］

凡伤于寒，则为病热，热虽甚不死。若两感于寒而病者，必死。（18）［原4］

尺寸俱浮者，太阳受病也，当一二日发。以其脉上连风府，故头项痛，腰脊强。

尺寸俱长者，阳明受病也，当二三日发。以其脉夹鼻络于目，故身热，目痛，鼻干，不得卧。

尺寸俱弦者，少阳受病也，当三四日发。以其脉循胁络于耳，故胸胁痛而耳聋。此三经皆受病，未入于府者，可汗而已。

尺寸俱沉细者，太阴受病也，当四五日发。以其脉布胃中，络于嗌，故腹满而嗌干。

尺寸俱沉者，少阴受病也，当五六日发。以其脉贯肾络于肺，系舌本，故口燥舌干而渴。

尺寸俱微缓者，厥阴受病也，当六七日发。以其脉循阴器，络于肝，故烦满而囊缩。此三经皆受病，已入于府，可下而已。（19）〔原5〕

若两感于寒者，一日太阳受之，即与少阴俱病，则头痛、口干、烦满而渴；二日阳明受之，即与太阴俱病，则腹满、身热、不欲食、谵之廉切，又女监切。下同。语；三日少阳受之，即与厥阴俱病，则耳聋、囊缩而厥，水浆不入，不知人者，六日死。若三阴三阳、五藏六府皆受病，则荣卫不行，藏府不通，则死矣。（20）〔原6.1〕

其不两感于寒，更不传经，不加异气者，至七日太阳病衰，头痛少愈也；八日阳明病衰，身热少歇也；九日少阳病衰，耳聋微闻也；十日太阴病衰，腹减如故，则思饮食；十一日少阴病衰，渴止，舌干，已而嚏也；十二日厥阴病衰，囊纵，少腹微下，大气皆去，病人精神爽慧也。若过十三日以上不间，寸尺陷者，大危。（21）〔原6.2〕

夫阳盛阴虚，汗之则死，下之则愈；阳虚阴盛，汗之则愈，下之则死。夫如是，则神丹安可以误发，甘遂何可以妄攻？虚盛之治，相背千里，吉凶之机，应若影响，岂容易哉！况桂枝下咽，阳盛即毙；承气入胃，阴盛以亡。死生之要，在乎须臾，视身之尽，不暇计日。此阴阳虚实之交错，其候至微，发汗吐下之相反，其祸至速。而医术浅狭，懵然不知病源，为治乃误，使病者殒没，自谓其分。至令冤魂塞于冥路，死尸盈于旷野，仁者鉴此，岂不痛欤！（22）〔原9〕

凡两感病俱作，治有先后，发表攻里，本自不同。而执迷用意者，乃云神丹甘遂合而饮之，且解其表，又除其里，言巧似是，其理实违。夫智者之举错也，常审以慎；愚者之动作也，必果而速。安危之变，岂可诡哉！世上之士，但务彼奇习之荣，而莫见此倾危之败，惟明者居然能护其本，近取诸身，夫何远之有焉？（23）〔原10〕

凡治温病，可刺五十九穴。又身之穴三百六十有五，其三十穴灸之有害，七十九穴刺之为灾，并中髓也。（24）〔原15〕

脉四损，三日死。平人四息，病人脉一至，名曰四损。

脉五损，一日死。平人五息，病人脉一至，名曰五损。

脉六损，一时死。平人六息，病人脉一至，名曰六损。（25）〔原16〕

脉阴阳俱盛，大汗出不解者死。脉阴阳俱虚，热不止者死。脉至乍数乍疏者死。脉至如转索，其日死。谵言妄语，身微热，脉浮大，手足温者生；逆冷，脉沉细者，不过一日死矣。此以前是伤寒热病证候也。（26）［原17下］

今搜采仲景旧论，录其证候诊脉声色对病真方有神验者，拟防世急也。（27）［原2.8］

伤寒例条文编次说明：

第1条至第16条为第一节，论述伤寒等外感邪气为病与季节的关系，以及在治疗、用药方面需要注意的诸多事项。

第17条至第27条为第二节，论述温热病证的六经分证、两感病证、针刺治疗法以及误治后的死证等。

按：第1条至第16条应是真正的伤寒例的内容。而第17条至第27条则应是仲景之后的人加入的论述温热病的内容，特点是完全本于《素问·热论》中单纯以经络来认识六经，而对温热病进行六经分证，这种认识与仲景的六经认识有很大不同。因此，可以认为第17条至第27条是后人所补入的。而且第27条"今搜采仲景旧论，录其证候诊脉声色对病真方有神验者，拟防世急也"，更明确了这些应是后人所加入的内容。

# 辨痉湿暍脉证第四

伤寒所致太阳病，痉、湿、暍此三种，宜应别论，以为与伤寒相似，故此见之。（1）［原1］

太阳病，发热无汗，反恶寒者，名曰刚痉。（2）［原2］

太阳病，发热汗出，而不恶寒，《病源》云恶寒。名曰柔痉。（3）［原3］

太阳病，发热，脉沉而细者，名曰痉。（4）［原4］

太阳病，发汗太多，因致痉。（5）［原5］

病身热足寒，颈项强急，恶寒，时头热面赤，目脉赤，独头面摇，卒口噤，背反张者，痉病也。（6）［原6］

湿家之为病，一身尽疼，发热，身色如似熏黄。（7）［原7.2］

湿家病，身上疼痛，发热，面黄而喘，头痛鼻塞而烦，其脉大，自能饮食，腹中和无病，病在头中寒湿，故鼻塞。内药鼻中则愈。（8）［原10］

湿家，其人但头汗出，背强，欲得被覆向火。若下之

早则哕，胸满，小便不利，舌上如胎者，以丹田有热，胸中有寒，渴欲得水而不能饮，口燥烦也。（9）［原7.3］

病者一身尽疼，发热日晡所剧者，此名风湿。此病伤于汗出当风，或久伤取冷所致也。（10）［原11］

问曰：风湿相搏，一身尽疼痛，法当汗出而解。值天阴雨不止，医云此可发汗，汗之病不愈者，何也？答曰：发其汗，汗大出者，但风气去，湿气在，是故不愈也。若治风湿者，发其汗，但微微似欲出汗者，风湿俱去也。（11）［原9］

太阳病，关节疼痛而烦，脉沉而细一作缓。者，此名湿痹。一云中湿。湿痹之候，其人小便不利，大便反快，但当利其小便。（12）［原7.1］

湿家下之，额上汗出，微喘，小便利一云不利。者死。若下利不止者亦死。（13）［原8］

太阳中热者，暍是也。其人汗出恶寒，身热而渴也。（14）［原12］

太阳中暍者，身热疼重而脉微弱，此以夏月伤冷水，水行皮中所致也。（15）［原13］

太阳中暍者，发热恶寒，身重而疼痛，其脉弦细芤迟，小便已，洒洒然毛耸，手足逆冷，小有劳，身即热，口开，前板齿燥。若发汗则恶寒甚，加温针则发热甚，数下之则淋甚。（16）［原14］

辨痉湿暍条文编次说明：

第1条为第一节，论痉、湿、暍与伤寒相似，故而在此论及。

第2条至第6条为第二节，论痉病。

第7条至第13条为第三节，论湿病。

第14条至第16条为第四节，论暍病。

# 辨太阳病脉证并治上第五

太阳之为病，脉浮，头项强痛而恶寒。（1）［原1］

太阳病，发热汗出恶风脉缓者，名为中风。（2）［原2］

太阳病，或已发热，或未发热，必恶寒，体痛呕逆，脉阴阳俱紧者，名为伤寒。（3）［原3］

太阳病，发热而渴，不恶寒者，为温病。若发汗已，身灼热者，名风温。风温为病，脉阴阳俱浮，自汗出，身重，多眠睡，鼻息必鼾，语言难出。若被下者，小便不利，直视失溲。若被火者，微发黄色，剧则如惊痫，时瘈疭。若火熏之，一逆尚引日。再逆促命期。（4）[原6]

病人身大热，反欲得衣者，热在皮肤，寒在骨髓也。身大寒，反不欲近衣者，寒在皮肤，热在骨髓也。（5）[原11]

病有发热恶寒者，发于阳也。无热恶寒者，发于阴也。发于阳，七日愈。发于阴，六日愈。以阳数七、阴数六故也。（6）[原7]

太阳病，欲解时，从巳至未上。（7）[原9]

伤寒一日，太阳受之，脉若静者，为不传。颇欲吐，若躁烦，脉数急者，为传也。（8）[原4]

伤寒二三日，阳明少阳证不见者，为不传也。（9）[原5]

太阳病头痛至七日以上自愈者，以行其经尽故也。若欲作再经者，针足阳明，使经不传则愈。（10）[原8]

太阳中风，阳浮而阴弱，阳浮者，热自发，阴弱者，汗自出，啬啬恶寒，淅淅恶风，翕翕发热，鼻鸣干呕者，**桂枝汤**主之。（11）[原12]

桂枝三两，去皮　芍药三两　甘草二两，炙　生姜三两，切
大枣十二枚，擘

右五味，㕮咀三味，以水七升，微火煮取三升，去
滓，适寒温，服一升。服已须臾，啜热稀粥一升余，以助
药力。温覆令一时许，遍身漐漐微似有汗者益佳，不可令
如水流漓，病必不除。若一服汗出病差，停后服，不必尽
剂。若不汗，更服依前法。又不汗，后服小促其间。半日
许，令三服尽。若病重者，一日一夜服，周时观之。服一
剂尽，病证犹在者，更作服。若汗不出，乃服至二三剂。
禁生冷、黏滑、肉面、五辛、酒酪、臭恶等物。

太阳病，头痛，发热，汗出，恶风，桂枝汤主之。
（12）［原13］

太阳病，初服桂枝汤，反烦不解者，先刺风池风府，
却与桂枝汤则愈。（13）［原24］

太阳病，项背强几几，反汗出恶风者，**桂枝加葛根汤**
主之。（14）［原14］

葛根四两　麻黄三两，去节　芍药二两　生姜三两，切　甘
草二两，炙　大枣十二枚，擘　桂枝二两，去皮

右七味，以水一斗，先煮麻黄葛根，减二升，去上
沫，内诸药，煮取三升，去滓，温服一升。覆取微似汗，

不须啜粥，余如桂枝法将息及禁忌。臣亿等谨按:仲景本论，太阳中风自汗用桂枝，伤寒无汗用麻黄。今证云汗出恶风而方中有麻黄，恐非本意也。第三卷有葛根汤证云，无汗恶风，正与此方同，是合用麻黄也。此云桂枝加葛根汤，恐是桂枝中但加葛根耳。

太阳病，下之后，其气上冲者，可与桂枝汤，方用前法。若不上冲者，不得与之。（15）［原15］

太阳病，下之后，脉促胸满者，**桂枝去芍药汤**主之。促一作纵。（16）［原21］

桂枝三两，去皮　甘草二两，炙　生姜三两，切　大枣十二枚，擘

右四味，以水七升，煮取三升，去滓，温服一升。本云桂枝汤，今去芍药，将息如前法。

若微寒者，**桂枝去芍药加附子汤**主之。（17）［原22］

桂枝三两，去皮　甘草二两，炙　生姜三两，切　大枣十二枚，擘　附子一枚，炮，去皮，破八片

右五味，以水七升，煮取三升，去滓，温服一升。本云桂枝汤，今去芍药，加附子。将息如前法。

太阳病，发汗，遂漏不止，其人恶风，小便难，四肢微急，难以屈伸者，**桂枝加附子汤**主之。（18）［原20］

桂枝三两，去皮　芍药三两　甘草三两，炙　生姜三两，切
大枣十二枚，擘　附子一枚，炮，去皮，破八片

右六味，以水七升，煮取三升，去滓，温服一升。本
云桂枝汤，今加附子。将息如前法。

风家，表解而不了了者，十二日愈。（19）［原10］

喘家，作桂枝汤，加厚朴杏子佳。（20）［原18］

凡服桂枝汤吐者，其后必吐脓血也。（21）［原19］

若酒客病，不可与桂枝汤，得之则呕，以酒客不喜甘
故也。（22）［原17］

太阳病三日，已发汗，若吐，若下，若温针，仍不解
者，此为坏病，桂枝不中与之也。观其脉证，知犯何逆，
随证治之。桂枝本为解肌，若其人脉浮紧，发热汗不出
者，不可与之也。常须识此，勿令误也。（23）［原16］

太阳病，发热恶寒，热多寒少。脉微弱者，此无阳
也，不可发汗，宜**桂枝二越婢一汤**。（24）［原27］

桂枝去皮　芍药　麻黄　甘草各十八铢，炙　大枣四枚，
擘　生姜一两二铢，切　石膏二十四铢，碎，绵裹

右七味，以水五升，煮麻黄一二沸，去上沫，内诸
药，煮取二升，去滓，温服一升。本云：当裁为越婢汤、

桂枝汤，合之饮一升。今合为一方，桂枝汤二分、越婢汤一分。臣亿等谨按：桂枝汤方，桂枝、芍药、生姜各三两，甘草二两，大枣十二枚。越婢汤方，麻黄二两，生姜三两，甘草二两，石膏半斤，大枣十五枚。今以算法约之，桂枝汤取四分之一，即得桂枝、芍药、生姜各十八铢，甘草十二铢，大枣三枚。越婢汤取八分之一，即得麻黄十八铢、生姜九铢、甘草六铢、石膏二十四铢、大枣一枚八分之七，弃之。二汤所取相合，即共得桂枝、芍药、甘草、麻黄各十八铢，生姜一两三铢，石膏二十四铢，大枣四枚，合方。旧云：桂枝三，今取四分之一，即当云桂枝二也。越婢汤方，见仲景杂方中。《外台秘要》一云起脾汤。

太阳病，得之八九日，如疟状，发热恶寒，热多寒少，其人不呕，清便欲自可，一日二三度发。脉微缓者，为欲愈也。脉微而恶寒者，此阴阳俱虚，不可更发汗，更下，更吐也。面色反有热色者，未欲解也，以其不能得小汗出，身必痒，宜**桂枝麻黄各半汤**。（25）〔原23〕

桂枝一两十六铢，去皮　芍药　生姜切　甘草炙　麻黄各一两，去节　大枣四枚，擘　杏仁二十四枚，汤浸，去皮尖及两仁者

右七味，以水五升，先煮麻黄一二沸，去上沫，内诸药，煮取一升八合，去滓，温服六合。本云桂枝汤三合，麻黄汤三合，并为六合，顿服。将息如上法。臣亿等谨按：

桂枝汤方，桂枝、芍药、生姜各三两，甘草二两，大枣十二枚。麻黄汤方，麻黄三两，桂枝二两，甘草一两，杏仁七十个。今以算法约之，二汤各取三分之一，即得桂枝一两十六铢，芍药、生姜、甘草各一两，大枣四枚，杏仁二十三个零三分枚之一，收之得二十四个，合方。详此方乃三分之一，非各半也，宜云合半汤。

服桂枝汤，大汗出，脉洪大者，与桂枝汤如前法。若形似疟，一日再发者，汗出必解，宜**桂枝二麻黄一汤**。（26）〔原25〕

桂枝一两十七铢，去皮　芍药一两六铢　麻黄十六铢，去节生姜一两六铢，切　杏仁十六个，去皮尖　甘草一两二铢，炙　大枣五枚，擘

右七味，以水五升，先煮麻黄一二沸，去上沫，内诸药，煮取二升，去滓，温服一升，日再服。本云桂枝汤二分，麻黄汤一分，合为二升，分再服。今合为一方，将息如前法。臣亿等谨按：桂枝汤方，桂枝、芍药、生姜各三两，甘草二两，大枣十二枚。麻黄汤方，麻黄三两，桂枝二两，甘草一两，杏仁七十个。今以算法约之，桂枝汤取十二分之五，即得桂枝、芍药、生姜各一两六铢，甘草二十铢，大枣五枚；麻黄汤取九分之二，即得麻黄十六铢，桂枝十铢三分铢之二，收之得十一铢，甘草五铢三分铢之一，收之得六铢，杏仁十五个九分枚之四，收之得十六个。二汤所取相合，

即共得桂枝一两十七铢，麻黄十六铢，生姜、芍药各一两六铢，甘草一两二铢，大枣五枚，杏仁十六个，合方。

服桂枝汤，大汗出后，大烦渴不解，脉洪大者，**白虎加人参汤**主之。（27）[原26]

知母六两　石膏一斤，碎，绵裹　甘草炙，二两　粳米六合人参三两

右五味，以水一斗，煮米熟汤成，去滓，温服一升，日三服。

服桂枝汤，或下之，仍头项强痛，翕翕发热，无汗，心下满微痛，小便不利者，**桂枝去桂加茯苓白术汤**主之。（28）[原28]

芍药三两　甘草二两，炙　生姜切　白术　茯苓各三两大枣十二枚，擘

右六味，以水八升，煮取三升，去滓，温服一升，小便利则愈。本云桂枝汤，今去桂枝加茯苓白术。

伤寒，脉浮，自汗出，小便数，心烦，微恶寒，脚挛急，反与桂枝欲攻其表，此误也。得之便厥，咽中干，烦躁，吐逆者，作**甘草干姜汤**与之，以复其阳。若厥愈足温者，更作**芍药甘草汤**与之，其脚即伸。若胃气不和，谵语者，少与**调胃承气汤**。若重发汗，复加烧针者，**四逆汤**主

之。（29）［原29］

## 甘草干姜汤方

甘草四两,炙　干姜二两

右二味，以水三升，煮取一升五合，去滓，分温再服。

## 芍药甘草汤方

白芍药　甘草各四两,炙

右二味，以水三升，煮取一升五合，去滓，分温再服。

## 调胃承气汤方

大黄四两,去皮,清酒洗　甘草二两,炙　芒消半升

右三味，以水三升，煮取一升，去滓，内芒消，更上火微煮令沸，少少温服之。

## 四逆汤方

甘草二两,炙　干姜一两半　附子一枚,生用,去皮,破八片

右三味，以水三升，煮取一升二合，去滓，分温再服。强人可大附子一枚、干姜三两。


辨太阳病脉证并治上条文编次说明：

第1条至第7条为第一节，论述太阳病提纲证、太阳中风证、太阳伤寒证、太阳温病及风温、太阳与少阴的关系、太阳病欲解时。

第8条至第10条为第二节，论太阳病有邪气传经与正气传经的不同情况。

第11条至第14条为第三节，论述太阳中风的桂枝汤证治以及初服桂枝汤反烦不解，先刺风池、风府，再用桂枝汤；桂枝加葛根汤证治。

第15条至第18条为第四节，论述经过误治后仍可用桂枝汤或用桂枝汤加减的几种证治。

第19条至第23条为第五节，论述风家表解后，津气不足，身体不清爽，需十二日愈；喘家用桂枝汤加厚朴、杏仁为佳；论述服桂枝汤吐者，其后必吐脓血；论述几种不可应用桂枝汤的情况。

第24条至第26条为第六节，论述桂枝二越婢一汤、桂枝麻黄各半汤以及桂枝二麻黄一汤三种证治。

第27条至第29条为第七节，论述误治后的几种成为坏病的证治。

说明：宋本在辨太阳病脉证并治上有最后一条，即第30条："问曰：证象阳旦，按法治之而增剧，厥逆、咽中干、两胫拘急而谵语。师曰：言夜半手足当温，两脚当伸。后如师言，何以知此？答曰：寸口脉浮而大，浮为风，大为虚，风则生微热，虚则两胫挛。病形象桂枝，因加附子参其间，增桂令汗出，附子温经，亡阳故也。厥逆、咽中干、烦躁，阳明内结，谵语烦乱。更饮甘草干姜汤，夜半阳气还，两足当热。胫尚微拘急，重与芍药甘草汤，尔乃胫伸。以承气汤微溏，则止其谵语，故知病可愈。"但此条应为后人所加入，论述也零乱，故删。

# 伤寒论卷第三

## 辨太阳病脉证并治中第六

太阳病，项背强几几，无汗恶风，**葛根汤**主之。
（30）［原31］

葛根四两　麻黄三两，去节　桂枝二两，去皮　生姜三两，切　甘草二两，炙　芍药二两　大枣十二枚，擘

右七味，以水一斗，先煮麻黄、葛根，减二升，去白沫，内诸药，煮取三升，去滓，温服一升，覆取微似汗。余如桂枝法将息及禁忌，诸汤皆仿此。

太阳与阳明合病者，必自下利，葛根汤主之。（31）［原32］

太阳与阳明合病，不下利，但呕者，**葛根加半夏汤**主之。（32）［原33］

葛根四两　麻黄三两，去节　甘草二两，炙　芍药二两　桂枝二两，去皮　生姜二两，切　半夏半升，洗　大枣十二枚，擘

右八味，以水一斗，先煮葛根、麻黄，减二升，去白沫，内诸药，煮取三升，去滓，温服一升。覆取微似汗。

太阳病，头痛发热，身疼腰痛，骨节疼痛，恶风，无汗而喘者，**麻黄汤**主之。（33）［原35］

麻黄三两，去节　桂枝二两，去皮　甘草一两，炙　杏仁七十个，去皮尖

右四味，以水九升，先煮麻黄，减二升，去上沫，内诸药，煮取二升半，去滓，温服八合。覆取微似汗，不须啜粥，余如桂枝法将息。

伤寒，脉浮紧，不发汗，因致衄者，麻黄汤主之。（34）［原55］

太阳病，脉浮紧，无汗，发热，身疼痛，八九日不解，表证仍在，此当发其汗。服药已，微除，其人发烦目瞑，剧者必衄，衄乃解。所以然者，阳气重故也。麻黄汤主之。（35）［原46］

太阳病，脉浮紧，发热，身无汗，自衄者愈。（36）［原47］

太阳与阳明合病，喘而胸满者，不可下，宜麻黄汤。（37）［原36］

脉浮者，病在表，可发汗，宜麻黄汤。<small>法用桂枝汤。</small>
（38）［原51］

脉浮而数者，可发汗，宜麻黄汤。（39）［原52］

太阳病，十日以去，脉浮细而嗜卧者，外已解也。设
胸满胁痛者，与**小柴胡汤**。脉但浮者，与麻黄汤。（40）
［原37］

**小柴胡汤方**

柴胡半斤　黄芩　人参　甘草炙　生姜各三两，切　大枣
十二枚，擘　半夏半升，洗

右七味，以水一斗二升，煮取六升，去滓，再煎取三
升，温服一升，日三服。

太阳病，外证未解，脉浮弱者，当以汗解，宜**桂枝
汤**。（41）［原42］

桂枝去皮　芍药　生姜各三两，切　甘草二两，炙　大枣
十二枚，擘

右五味，以水七升，煮取三升，去滓，温服一升。须
臾，啜热稀粥一升，助药力，取微汗。

太阳病，外证未解，不可下也，下之为逆，欲解外
者，宜桂枝汤。（42）［原44］

太阳病，先发汗不解，而复下之，脉浮者不愈。浮为在外，而反下之，故令不愈。今脉浮，故在外，当须解外则愈，宜桂枝汤。（43）［原45］

太阳病，发热汗出者，此为荣弱卫强，故使汗出，欲救邪风者，宜桂枝汤。（44）［原95］

病常自汗出者，此为荣气和，荣气和者，外不谐，以卫气不共荣气谐和故尔。以荣行脉中，卫行脉外，复发其汗，荣卫和则愈，宜桂枝汤。（45）［原53］

病人藏无他病，时发热自汗出而不愈者，此卫气不和也，先其时发汗则愈，宜桂枝汤。（46）［原54］

伤寒发汗已解，半日许复烦，脉浮数者，可更发汗，宜桂枝汤。（47）［原57］

伤寒，不大便六七日，头痛有热者，与承气汤。其小便清者，一云大便青，知不在里，仍在表也，当须发汗。若头痛者，必衄，宜桂枝汤。（48）［原56］

伤寒表不解，心下有水气，干呕，发热而欬，或渴，或利，或噎，或小便不利、少腹满，或喘者，**小青龙汤**主之。（49）［原40］

麻黄去节　芍药　细辛　干姜　甘草炙　桂枝各三两，去

皮　五味子半升　半夏半升，洗

右八味，以水一斗，先煮麻黄，减二升，去上沫，内诸药，煮取三升，去滓，温服一升。若渴，去半夏，加栝楼根三两。若微利，去麻黄，加荛花，如一鸡子，熬令赤色。若噎者，去麻黄，加附子一枚，炮。若小便不利、少腹满者，去麻黄，加茯苓四两。若喘，去麻黄，加杏仁半升，去皮尖。且荛花不治利，麻黄主喘，今此语反之，疑非仲景意。臣亿等谨按：小青龙汤，大要治水。又按：《本草》荛花下十二水。若水去，利则止也。又按：《千金》形肿者，应内麻黄。乃内杏仁者，以麻黄发其阳故也。以此证之，岂非仲景意也。

伤寒，心下有水气，欬而微喘，发热不渴。服汤已渴者，此寒去欲解也。小青龙汤主之。（50）［原41］

太阳中风，脉浮紧，发热恶寒，身疼痛，不汗出而烦躁者，**大青龙汤**主之。若脉微弱，汗出恶风者，不可服之。服之则厥逆，筋惕肉瞤，此为逆也。大青龙汤方。（51）［原38］

麻黄六两，去节　桂枝二两，去皮　甘草二两，炙　杏仁四十枚，去皮尖　生姜三两，切　大枣十枚，擘　石膏如鸡子大，碎

右七味，以水九升，先煮麻黄，减二升，去上沫，内诸药，煮取三升，去滓，温服一升，取微似汗。汗出多

者，温粉粉之。一服汗者，停后服。若复服，汗多亡阳，遂一作逆。虚，恶风，烦躁，不得眠也。

伤寒，脉浮缓，身不疼，但重，乍有轻时，无少阴证者，大青龙汤发之。（52）［原39］

脉浮紧者，法当身疼痛，宜以汗解之。假令尺中迟者，不可发汗。何以知然？以荣气不足，血少故也。（53）［原50］

脉浮数者，法当汗出而愈。若下之，身重心悸者，不可发汗，当自汗出乃解。所以然者，尺中脉微，此里虚，须表里实，津液自和，便自汗出愈。（54）［原49］

咽喉干燥者，不可发汗。（55）［原83］

淋家不可发汗，发汗必便血。（56）［原84］

疮家虽身疼痛，不可发汗，汗出则痉。（57）［原85］

衄家不可发汗，汗出必额上陷脉急紧，直视，不能眴，音唤，又胡绢切，下同。一作瞬。不得眠。（58）［原86］

亡血家不可发汗，发汗则寒栗而振。（59）［原87］

汗家重发汗，必恍惚心乱，小便已阴疼，与**禹余粮丸**。方本阙。（60）［原88］

未持脉时，病人手叉自冒心，师因教试令欬，而不欬者，此必两耳聋无闻也。所以然者，以重发汗，虚，故如此。（61）［原75上］

发汗过多，其人叉手自冒心，心下悸，欲得按者，**桂枝甘草汤**主之。（62）［原64］

桂枝四两，去皮　甘草二两，炙

右二味，以水三升，煮取一升，去滓，顿服。

发汗后，其人脐下悸者，欲作奔豚，**茯苓桂枝甘草大枣汤**主之。（63）［原65］

茯苓半斤　桂枝四两，去皮　甘草二两，炙　大枣十五枚，擘

右四味，以甘烂水一斗，先煮茯苓，减二升，内诸药，煮取三升，去滓，温服一升，日三服。

作甘烂水法，取水二斗，置大盆内，以杓扬之，水上有珠子五六千颗相逐，取用之。

发汗后，腹胀满者，**厚朴生姜半夏甘草人参汤**主之。（64）［原66］

厚朴半斤，炙，去皮　生姜半斤，切　半夏半升，洗　甘草二两　人参一两

右五味，以水一斗，煮取三升，去滓，温服一升，日三服。

发汗后，身疼痛，脉沉迟者，**桂枝加芍药生姜各一两人参三两新加汤**主之。（65）［原62］

桂枝三两，去皮　芍药四两　甘草二两，炙　人参三两　大枣十二枚，擘　生姜四两

右六味，以水一斗二升，煮取三升，去滓，温服一升。本云桂枝汤，今加芍药、生姜、人参。

下之后，复发汗，昼日烦躁不得眠，夜而安静，不呕，不渴，无表证，脉沉微，身无大热者，**干姜附子汤**主之。（66）［原61］

干姜一两　附子一枚，生用，去皮，切八片

右二味，以水三升，煮取一升，去滓，顿服。

下之后，复发汗，必振寒，脉微细，所以然者，以内外俱虚故也。（67）［原60］

发汗，若下之，病仍不解，烦躁者，**茯苓四逆汤**主之。（68）［原69］

茯苓四两　人参一两　附子一枚，生用，去皮，破八片　甘草二两，炙　干姜一两半

右五味，以水五升，煮取三升，去滓，温服七合，日二服。

发汗，病不解，反恶寒者，虚故也，**芍药甘草附子汤**

主之。（69）［原68］

芍药　甘草各三两，炙　附子一枚，炮，去皮，破八片

右三味，以水五升，煮取一升五合，去滓，分温三服。疑非仲景方。

发汗后，恶寒者，虚故也。不恶寒，但热者，实也，当和胃气，与**调胃承气汤**。《玉函》云，与小承气汤。（70）［原70］

芒消半升　甘草二两，炙　大黄四两，去皮，清酒洗

右三味，以水三升，煮取一升，去滓，内芒消，更煮两沸，顿服。

二阳并病，太阳初得病时，发其汗，汗先出不彻，因转属阳明，续自微汗出，不恶寒。若太阳病证不罢者，不可下，下之为逆，如此可小发汗。设面色缘缘正赤者，阳气怫郁在表，当解之熏之。若发汗不彻，不足言，阳气怫郁不得越，当汗不汗，其人躁烦，不知痛处，乍在腹中，乍在四肢，按之不可得，其人短气，但坐以汗出不彻故也，更发汗则愈。何以知汗出不彻？以脉涩故知也。（71）［原48］

发汗后，饮水多必喘，以水灌之亦喘。（72）［原75下］

发汗后，不可更行桂枝汤，汗出而喘，无大热者，可与**麻黄杏仁甘草石膏汤**。（73）［原63］

麻黄四两，去节　杏仁五十个，去皮尖　甘草二两，炙　石膏半斤，碎，绵裹

右四味，以水七升，煮麻黄，减二升，去上沫，内诸药，煮取二升，去滓，温服一升。本云黄耳杯。

太阳病，下之微喘者，表未解故也，**桂枝加厚朴杏子汤**主之。（74）［原43］

桂枝三两，去皮　甘草二两，炙　生姜三两，切　芍药三两　大枣十二枚，擘　厚朴二两，炙，去皮　杏仁五十枚，去皮尖

右七味，以水七升，微火煮取三升，去滓，温服一升，覆取微似汗。

太阳病，桂枝证，医反下之，利遂不止，脉促者，表未解也。喘而汗出者，**葛根黄芩黄连汤**主之。促，一作纵。（75）［原34］

葛根半斤　甘草二两，炙　黄芩三两　黄连三两

右四味，以水八升，先煮葛根，减二升，内诸药，煮取二升，去滓，分温再服。

太阳病，小便利者，以饮水多，必心下悸。小便少者，必苦里急也。（76）［原127］

太阳病发汗，汗出不解，其人仍发热，心下悸，头眩，身𥆧动，振振欲擗—作僻。地者，**真武汤**主之。（77）［原82］

茯苓　芍药　生姜各三两，切　白术二两　附子一枚，炮，去皮，破八片

右五味，以水八升，煮取三升，去滓，温服七合，日三服。

太阳病，发汗后，大汗出，胃中干，烦躁不得眠，欲得饮水者，少少与饮之，令胃气和则愈。若脉浮，小便不利，微热消渴者，**五苓散**主之。即猪苓散是。（78）［原71］

猪苓十八铢，去皮　泽泻—两六铢　白术十八铢　茯苓十八铢　桂枝半两，去皮

右五味，捣为散，以白饮和服方寸匕，日三服。多饮煖水，汗出愈。如法将息。

发汗已，脉浮数，烦渴者，五苓散主之。（79）［原72］

中风发热，六七日不解而烦，有表里证，渴欲饮水，水入则吐者，名曰水逆，五苓散主之。（80）［原74］

伤寒，汗出而渴者，五苓散主之。不渴者，**茯苓甘草汤**主之。（81）［原73］

茯苓二两　桂枝二两，去皮　甘草—两，炙　生姜三两，切

右四味，以水四升，煮取二升，去滓，分温三服。

伤寒，若吐，若下后，心下逆满，气上冲胸，起则头眩，脉沉紧，发汗则动经，身为振振摇者，**茯苓桂枝白术甘草汤**主之。（82）［原67］

茯苓四两　桂枝三两，去皮　白术　甘草各二两，炙

右四味，以水六升，煮取三升，去滓，分温三服。

发汗后，水药不得入口为逆，若更发汗，必吐下不止。（83）［原76上］

病人有寒，复发汗，胃中冷，必吐蛔。一作逆。（84）［原89］

病人脉数，数为热，当消谷引食，而反吐者，此以发汗，令阳气微，膈气虚，脉乃数也。数为客热，不能消谷，以胃中虚冷，故吐也。（85）［原122］

太阳病，当恶寒发热，今自汗出，反不恶寒发热，关上脉细数者，以医吐之过也。一二日吐之者，腹中饥，口不能食。三四日吐之者，不喜糜粥，欲食冷食，朝食暮吐，以医吐之所致也，此为小逆。（86）［原120］

太阳病吐之，但太阳病当恶寒，今反不恶寒，不欲近衣，此为吐之内烦也。（87）［原121］

发汗吐下后，虚烦不得眠，若剧者，必反覆颠倒，音到，下同。心中懊憹，上乌浩、下奴冬切，下同。**栀子豉汤**主之。若少气者，**栀子甘草豉汤**主之。若呕者，**栀子生姜豉汤**主之。（88）［原76下］

### 栀子豉汤方

栀子十四个，擘　香豉四合，绵裹

右二味，以水四升，先煮栀子，得二升半，内豉，煮取一升半，去滓，分为二服，温进一服。得吐者止后服。

### 栀子甘草豉汤方

栀子十四个，擘　甘草二两，炙　香豉四合，绵裹

右三味，以水四升，先煮栀子、甘草，取二升半，内豉，煮取一升半，去滓，分二服，温进一服。得吐者止后服。

### 栀子生姜豉汤方

栀子十四个，擘　生姜五两　香豉四合，绵裹

右三味，以水四升，先煮栀子、生姜，取二升半，内豉，煮取一升半，去滓，分二服，温进一服。得吐者止后服。

发汗，若下之，而烦热，胸中窒者，栀子豉汤主之。（89）［原77］

伤寒五六日，大下之后，身热不去，心中结痛者，未欲解也，栀子豉汤主之。（90）［原78］

伤寒下后，心烦腹满，卧起不安者，**栀子厚朴汤**主之。（91）［原79］

栀子十四个，擘　厚朴四两，炙，去皮　枳实四枚，水浸，炙令黄

右三味，以水三升半，煮取一升半，去滓，分二服，温进一服。得吐者止后服。

伤寒，医以丸药大下之，身热不去，微烦者，**栀子干姜汤**主之。（92）［原80］

栀子十四个，擘　干姜二两

右二味，以水三升半，煮取一升半，去滓，分二服，温进一服。得吐者止后服。

凡用栀子汤，病人旧微溏者，不可与服之。（93）［原81］

太阳伤寒者，加温针，必惊也。（94）［原119］

火逆下之，因烧针烦躁者，**桂枝甘草龙骨牡蛎汤**主之。（95）［原118］

桂枝一两，去皮　甘草二两，炙　牡蛎二两，熬　龙骨二两

右四味，以水五升，煮取二升半，去滓，温服八合，日三服。

烧针令其汗，针处被寒，核起而赤者，必发奔豚。气

从少腹上冲心者，灸其核上各一壮，**与桂枝加桂汤**，更加桂二两也。（96）［原117］

桂枝五两，去皮　芍药三两　生姜三两，切　甘草二两，炙大枣十二枚，擘

右五味，以水七升，煮取三升，去滓，温服一升。本云桂枝汤，今加桂满五两。所以加桂者，以能泄奔豚气也。

伤寒脉浮，医以火迫劫之，亡阳，必惊狂，卧起不安者，**桂枝去芍药加蜀漆牡蛎龙骨救逆汤**主之。（97）［原112］

桂枝三两，去皮　甘草二两，炙　生姜三两，切　大枣十二枚，擘　牡蛎五两，熬　蜀漆三两，洗去腥　龙骨四两

右七味，以水一斗二升，先煮蜀漆，减二升，内诸药，煮取三升，去滓，温服一升。本云桂枝汤。今去芍药，加蜀漆、牡蛎、龙骨。

太阳病中风，以火劫发汗，邪风被火热，血气流溢，失其常度，两阳相熏灼，其身发黄。阳盛则欲衄，阴虚小便难，阴阳俱虚竭，身体则枯燥，但头汗出，剂颈而还，腹满微喘，口干咽烂，或不大便，久则谵语，甚者至哕，手足躁扰，捻衣摸床。小便利者，其人可治。（98）［原111］

太阳病，以火熏之，不得汗，其人必躁，到经不解，必清血，名为火邪。（99）［原114］

微数之脉，慎不可灸，因火为邪，则为烦逆，追虚逐实，血散脉中，火气虽微，内攻有力，焦骨伤筋，血难复也。（100）[原116上]

脉浮，热甚，而反灸之，此为实，实以虚治，因火而动，必咽燥吐血。（101）[原115]

脉浮，宜以汗解，用火灸之，邪无从出，因火而盛，病从腰以下，必重而痹，名火逆也。欲自解者，必当先烦，烦乃有汗而解。何以知之？脉浮，故知汗出解。（102）[原116下]

太阳病二日，反躁。凡熨其背而大汗出，大热入胃，一作二日内烧瓦熨背，大汗出，火气入胃。胃中水竭，躁烦，必发谵语。十余日振栗自下利者，此为欲解也。故其汗从腰以下不得汗，欲小便不得，反呕，欲失溲，足下恶风，大便鞕，小便当数，而反不数，及不多，大便已，头卓然而痛，其人足心必热，谷气下流故也。（103）[原110]

形作伤寒，其脉不弦紧而弱。弱者必渴，被火必谵语。弱者发热脉浮，解之当汗出愈。（104）[原113]

病发热头痛，脉反沉，若不差，身体疼痛，当救其里。**四逆汤**方。（105）[原92]

甘草二两，炙　干姜一两半　附子一枚，生用，去皮，破八片

右三味，以水三升，煮取一升二合，去滓，分温再服。强人可大附子一枚、干姜三两。

伤寒，医下之，续得下利清谷不止，身疼痛者，急当救里。后身疼痛，清便自调者，急当救表。救里宜四逆汤，救表宜桂枝汤。（106）［原91］

太阳病，先下而不愈，因复发汗，以此表里俱虚，其人因致冒，冒家汗出自愈。所以然者，汗出表和故也。得表和，然后复下之。（107）［原93］

本发汗，而复下之，此为逆也，若先发汗，治不为逆。本先下之，而反汗之，为逆。若先下之，治不为逆。（108）［原90］

大下之后，复发汗，小便不利者，亡津液故也。勿治之，得小便利，必自愈。（109）［原59］

凡病，若发汗，若吐，若下，若亡血，亡津液，阴阳自和者，必自愈。（110）［原58］

伤寒五六日中风，往来寒热，胸胁苦满，嘿嘿不欲饮食，心烦喜呕，或胸中烦而不呕，或渴，或腹中痛，或胁下痞鞕，或心下悸、小便不利，或不渴、身有微热，或欬

者，**小柴胡汤**主之。（111）［原96］

柴胡半升　黄芩三两　人参三两　半夏半升，洗　甘草炙
生姜各三两，切　大枣十二枚，擘

右七味，以水一斗二升，煮取六升，去滓，再煎取三
升，温服一升，日三服。若胸中烦而不呕者，去半夏、人
参，加栝楼实一枚。若渴，去半夏，加人参，合前成四两
半，栝楼根四两。若腹中痛者，去黄芩，加芍药三两。若
胁下痞鞕，去大枣，加牡蛎四两。若心下悸、小便不利
者，去黄芩，加茯苓四两。若不渴，外有微热者，去人
参，加桂枝三两，温覆微汗愈。若欬者，去人参、大枣、
生姜，加五味子半升，干姜二两。

伤寒中风，有柴胡证，但见一证便是，不必悉具。凡
柴胡汤病证而下之，若柴胡证不罢者，复与柴胡汤，必蒸
蒸而振，却复发热汗出而解。（112）［原101］

伤寒四五日，身热恶风，颈项强，胁下满，手足温而
渴者，小柴胡汤主之。（113）［原99］

血弱气尽，腠理开，邪气因入，与正气相搏，结于胁
下。正邪分争，往来寒热，休作有时，嘿嘿不欲饮食，藏
府相连，其痛必下，邪高痛下，故使呕也，一云藏府相违，
其病必下，胁膈中痛。小柴胡汤主之。服柴胡汤已，渴者属阳

明，以法治之。（114）［原97］

伤寒，阳脉涩，阴脉弦，法当腹中急痛，先与**小建中汤**，不差者，小柴胡汤主之。（115）［原100］

**小建中汤方**

桂枝三两，去皮　甘草二两，炙　大枣十二枚，擘　芍药六两　生姜三两，切　胶饴一升

右六味，以水七升，煮取三升，去滓，内饴，更上微火消解，温服一升，日三服。呕家不可用建中汤，以甜故也。

伤寒二三日，心中悸而烦者，小建中汤主之。（116）［原102］

得病六七日，脉迟浮弱，恶风寒，手足温。医二三下之，不能食，而胁下满痛，面目及身黄，颈项强，小便难者，与柴胡汤，后必下重。本渴饮水而呕者，柴胡汤不中与也，食谷者哕。（117）［原98］

伤寒，腹满谵语，寸口脉浮而紧，此肝乘脾也，名曰纵，刺期门。（118）［原108］

伤寒发热，啬啬恶寒，大渴欲饮水，其腹必满。自汗出，小便利，其病欲解，此肝乘肺也，名曰横，刺期门。（119）［原109］

伤寒八九日，下之，胸满烦惊，小便不利，谵语，一身尽重，不可转侧者，**柴胡加龙骨牡蛎汤**主之。（120）[原107]

柴胡四两　龙骨　黄芩　生姜切　铅丹　人参　桂枝去皮　茯苓各一两半　半夏二合半，洗　大黄二两　牡蛎一两半，熬　大枣六枚，擘

右十二味，以水八升，煮取四升，内大黄，切如棋子，更煮一两沸，去滓，温服一升。本云柴胡汤，今加龙骨等。

伤寒十三日不解，胸胁满而呕，日晡所发潮热，已而微利，此本柴胡证，下之以不得利，今反利者，知医以丸药下之，此非其治也。潮热者实也，先宜服小柴胡汤以解外，后以**柴胡加芒消汤**主之。（121）[原104]

柴胡二两十六铢　黄芩一两　人参一两　甘草一两，炙　生姜一两，切　半夏二十铢，本云五枚，洗　大枣四枚，擘　芒消二两

右八味，以水四升，煮取二升，去滓，内芒消，更煮微沸，分温再服，不解更作。臣亿等谨按：《金匮玉函》方中无芒消，别一方云，以水七升，下芒消二合、大黄四两、桑螵蛸五枚，煮取一升半，服五合，微下即愈。本云，柴胡再服，以解其外，余二升，加芒消、大黄、桑螵蛸也。

太阳病，过经十余日，反二三下之，后四五日，柴胡证仍在者，先与小柴胡。呕不止，心下急，一云呕止小安。郁郁微烦者，为未解也，与**大柴胡汤**，下之则愈。（122）[原103]

柴胡半斤　黄芩三两　芍药三两　半夏半升，洗　生姜五两，切　枳实四枚，炙　大枣十二枚，擘　大黄二两

右八味，以水一斗二升，煮取六升，去滓，内大黄，再煎取三升，温服一升，日三服。一方加大黄二两。若不加，恐不为大柴胡汤。

太阳病，过经十余日，心下温温欲吐，而胸中痛，大便反溏，腹微满，郁郁微烦。先此时自极吐下者，与调胃承气汤。若不尔者，不可与。但欲呕，胸中痛，微溏者，此非柴胡汤证，以呕故知极吐下也。调胃承气汤。（123）[原123]

伤寒十三日，过经谵语者，以有热也，当以汤下之。若小便利者，大便当鞕，而反下利，脉调和者，知医以丸药下之，非其治也。若自下利者，脉当微厥，今反和者，此为内实也，调胃承气汤主之。（124）[原105]

太阳病未解，脉阴阳俱停，一作微。必先振栗汗出而解。但阳脉微一作尺脉实。者，先汗出而解，但阴脉微者，

下之而解。若欲下之，宜调胃承气汤。一云用大柴胡汤。
（125）［原94］

太阳病不解，热结膀胱，其人如狂，血自下，下者愈。其外不解者，尚未可攻，当先解其外，外解已，但少腹急结者，乃可攻之，**宜桃核承气汤**。后云解外宜桂枝汤。
（126）［原106］

桃仁五十个，去皮尖　大黄四两　桂枝二两，去皮　甘草二两，炙　芒消二两

右五味，以水七升，煮取二升半，去滓，内芒消，更上火，微沸下火，先食温服五合，日三服。当微利。

伤寒有热，少腹满，应小便不利，今反利者，为有血也，当下之，不可余药，**宜抵当丸**。（127）［原126］

水蛭二十个，熬　虻虫二十个，去翅足，熬　桃仁二十五个，去皮尖　大黄三两

右四味，捣分四丸，以水一升，煮一丸，取七合服之，晬时当下血，若不下者，更服。

太阳病六七日，表证仍在，脉微而沉，反不结胸，其人发狂者，以热在下焦，少腹当鞕满，小便自利者，下血乃愈。所以然者，以太阳随经，瘀热在里故也，**抵当汤**主之。（128）［原124］

水蛭熬　虻虫各三十个，去翅足，熬　桃仁二十个，去皮尖
大黄三两，酒洗

右四味，以水五升，煮取三升，去滓，温服一升，不下更服。

太阳病，身黄，脉沉结，少腹鞕，小便不利者，为无血也。小便自利，其人如狂者，血证谛也，抵当汤主之。（129）〔原125〕

辨太阳病脉证并治中条文编次说明：

第30条至第52条为第一节，论述太阳病中葛根汤及葛根加半夏汤的证治、麻黄汤证治、桂枝汤证治、小青龙汤证治、大青龙汤证治。

第53条至第59条为第二节，论述各种不可发汗证。

第60条至第110条为第三节，论述经汗、吐、下、误火等各种有误治后的证治、治疗原则和转归。

第111条至第129条为第四节，论述太阳病已转归为少阳、阳明等他经的病证。

说明：第107条在赵开美中医科学院藏本中为："太阳病，先下而不愈，因复发汗，以此表里俱虚，其人因致冒，冒家汗出自愈。所以然者，汗出表和故也。得里和，然后复下之"。"得里和，然后复下之"，显然是错

误的，但在《辨发汗吐下后病脉证并治》有"太阳病，先下而不愈，因复发汗，以此表里俱虚，其人因致冒，冒家汗出自愈。所以然者，汗出表和故也。得表和，然后复下之"一条。可知"得里和"为"得表和"之误。故在本书中改正为"太阳病，先下而不愈，因复发汗，以此表里俱虚，其人因致冒，冒家汗出自愈。所以然者，汗出表和故也。得表和，然后复下之"。

# 伤寒论卷第四

## 辨太阳病脉证并治下第七

问曰：病有结胸，有藏结，其状何如？答曰：按之痛，寸脉浮，关脉沉，名曰结胸也。（130）[原128]

何谓藏结？答曰：如结胸状，饮食如故，时时下利，寸脉浮，关脉小细沉紧，名曰藏结，舌上白胎滑者，难治。（131）[原129]

小结胸病，正在心下，按之则痛，脉浮滑者，**小陷胸汤**主之。（132）[原138]

黄连一两　半夏半升，洗　栝楼实大者一枚

右三味，以水六升，先煮栝楼，取三升，去滓；内诸药，煮取二升，去滓，分温三服。

结胸者，项亦强，如柔痉状，下之则和，宜**大陷胸丸**。（133）[原131下]

大黄半斤　葶苈子半升，熬　芒消半升　杏仁半升，去皮

尖，熬黑

右四味，捣筛二味，内杏仁、芒消，合研如脂，和散，取如弹丸一枚，别捣甘遂末一钱匕，白蜜二合，水二升，煮取一升，温顿服之，一宿乃下，如不下，更服，取下为效。禁如药法。

太阳病，脉浮而动数，浮则为风，数则为热，动则为痛，数则为虚，头痛发热，微盗汗出，而反恶寒者，表未解也。医反下之，动数变迟，膈内拒痛，一云头痛即眩。胃中空虚，客气动膈，短气躁烦，心中懊憹，阳气内陷，心下因鞕，则为结胸，**大陷胸汤**主之。若不结胸，但头汗出，余处无汗，剂颈而还，小便不利，身必发黄。大陷胸汤。（134）［原134］

大黄六两，去皮　芒消一升　甘遂一钱匕

右三味，以水六升，先煮大黄取二升，去滓，内芒消，煮一两沸，内甘遂末，温服一升，得快利，止后服。

太阳病，重发汗而复下之，不大便五六日，舌上燥而渴，日晡所小有潮热，一云日晡所发，心胸大烦。从心下至少腹鞕满而痛，不可近者，大陷胸汤主之。（135）［原137］

伤寒六七日，结胸热实，脉沉而紧，心下痛，按之石鞕者，大陷胸汤主之。（136）［原135］

伤寒十余日，热结在里，复往来寒热者，与**大柴胡汤**。但结胸，无大热者，此为水结在胸胁也，但头微汗出者，大陷胸汤主之。（137）［原136］

**大柴胡汤方**

柴胡半斤　黄芩三两　芍药三两　半夏半升，洗　生姜五两，切　枳实四枚，炙　大枣十二枚，擘　大黄二两

右八味，以水一斗二升，煮取六升，去滓，内大黄，再煎取三升，温服一升，日三服。一方加大黄二两，若不加，恐不名大柴胡汤。

结胸证，其脉浮大者，不可下，下之则死。（138）［原132］

结胸证悉具，烦躁者亦死。（139）［原133］

病在阳，应以汗解之，反以冷水潠之，若灌之，其热被劫不得去，弥更益烦，肉上粟起，意欲饮水，反不渴者，服**文蛤散**。若不差者，与**五苓散**。寒实结胸，无热证者，与三物小陷胸汤，**白散**亦可服。一云与三物小白散。（140）［原141］

**文蛤散方**

文蛤五两

右一味为散，以沸汤和一方寸匕服，汤用五合。

**五苓散方**

猪苓十八铢，去黑皮　　白术十八铢　　泽泻一两六铢　　茯苓
十八铢　桂枝半两，去皮

右五味为散，更于臼中治之，白饮和方寸匕服之，日
三服。多饮暖水，汗出愈。

**白散方**

桔梗三分　巴豆一分，去皮心，熬黑研如脂　贝母三分

右三味为散，内巴豆，更于臼中杵之，以白饮和服，
强人半钱匕，羸者减之。病在膈上必吐，在膈下必利，不
利，进热粥一杯，利过不止，进冷粥一杯。身热，皮粟不
解，欲引衣自覆，若以水潠之，洗之，益令热却不得出，当
汗而不汗则烦。假令汗出已，腹中痛与芍药三两如上法。

病发于阳而反下之，热入因作结胸。病发于阴而反下
之，一作汗出。因作痞也。所以成结胸者，以下之太早故
也。（141）［原131上］

太阳病二三日，不能卧，但欲起，心下必结，脉微弱
者，此本有寒分也。反下之，若利止，必作结胸。未止
者，四日复下之，此作协热利也。（142）［原139］

太阳病下之，其脉促，一作纵。不结胸者，此为欲解
也。脉浮者，必结胸。脉紧者，必咽痛。脉弦者，必两胁

拘急。脉细数者，头痛未止。脉沉紧者，必欲呕。脉沉滑者，协热利。脉浮滑者，必下血。（143）［原140］

太阳少阳并病，而反下之，成结胸，心下鞭，下利不止，水浆不下，其人心烦。（144）［原150］

太阳少阳并病，心下鞭，颈项强而眩者，当刺大椎、肺俞、肝俞，慎勿下之。（145）［原171］

太阳与少阳并病，头项强痛，或眩冒，时如结胸，心下痞鞭者，当刺大椎第一间、肺俞、肝俞，慎不可发汗。发汗则谵语，脉弦。五日谵语不止，当刺期门。（146）［原142］

妇人中风，发热恶寒，经水适来，得之七八日，热除而脉迟身凉，胸胁下满，如结胸状，谵语者，此为热入血室也，当刺期门，随其实而取之。（147）［原143］

妇人中风，七八日续得寒热，发作有时，经水适断者，此为热入血室，其血必结，故使如疟状，发作有时，**小柴胡汤**主之。（148）［原144］

柴胡半升　黄芩三两　人参三两　半夏半升，洗　甘草三两　生姜三两，切　大枣十二枚，擘

右七味，以水一斗二升，煮取六升，去滓，再煎取三

升，温服一升，日三服。

妇人伤寒，发热，经水适来，昼日明了，暮则谵语，如见鬼状者，此为热入血室，无犯胃气及上二焦，必自愈。（149）[原145]

伤寒六七日，发热，微恶寒，支节烦疼，微呕，心下支结，外证未去者，**柴胡桂枝汤**主之。（150）[原146]

桂枝去皮　黄芩一两半　人参一两半　甘草一两，炙　半夏二合半，洗　芍药一两半　大枣六枚，擘　生姜一两半，切　柴胡四两

右九味，以水七升，煮取三升，去滓，温服一升。本云人参汤，作如桂枝法，加半夏、柴胡、黄芩，复如柴胡法。今用人参作半剂。

伤寒五六日，已发汗而复下之，胸胁满微结，小便不利，渴而不呕，但头汗出，往来寒热，心烦者，此为未解也，**柴胡桂枝干姜汤**主之。（151）[原147]

柴胡半斤　桂枝三两，去皮　干姜二两　栝蒌根四两　黄芩三两　牡蛎二两，熬　甘草二两，炙

右七味，以水一斗二升，煮取六升，去滓，再煎取三升。温服一升，日三服。初服微烦，复服汗出便愈。

伤寒五六日，头汗出，微恶寒，手足冷，心下满，口不

欲食，大便鞕，脉细者，此为阳微结，必有表，复有里也。脉沉，亦在里也，汗出为阳微，假令纯阴结，不得复有外证，悉入在里。此为半在里，半在外也，脉虽沉紧，不得为少阴病。所以然者，阴不得有汗，今头汗出，故知非少阴也，可与小柴胡汤。设不了了者，得屎而解。（152）［原148］

伤寒五六日，呕而发热者，柴胡汤证具，而以他药下之，柴胡证仍在者，复与柴胡汤。此虽已下之，不为逆，必蒸蒸而振，却发热汗出而解。若心下满而鞕痛者，此为结胸也，大陷胸汤主之。但满而不痛者，此为痞，柴胡不中与之，宜**半夏泻心汤**。（153）［原149］

半夏半升，洗　黄芩　干姜　人参　甘草炙，各三两　黄连一两　大枣十二枚，擘

右七味，以水一斗，煮取六升，去滓，再煎取三升，温服一升，日三服。须大陷胸汤者，方用前法。一方用半夏一升。

伤寒，汗出解之后，胃中不和，心下痞鞕，干噫食臭，胁下有水气，腹中雷鸣，下利者，**生姜泻心汤**主之。（154）［原157］

生姜四两，切　甘草三两，炙　人参三两　干姜一两　黄芩三两　半夏半升，洗　黄连一两　大枣十二枚，擘

右八味，以水一斗，煮取六升，去滓，再煎取三升，

温服一升，日三服。附子泻心汤，本云加附子，半夏泻心汤，甘草泻心汤，同体别名耳。生姜泻心汤，本云理中人参黄芩汤，去桂枝、术，加黄连，并泻肝法。

伤寒中风，医反下之，其人下利日数十行，谷不化，腹中雷鸣，心下痞鞭而满，干呕，心烦不得安，医见心下痞，谓病不尽，复下之，其痞益甚，此非结热，但以胃中虚，客气上逆，故使鞭也，**甘草泻心汤**主之。（155）［原158］

甘草四两，炙　黄芩三两　干姜三两　半夏半升，洗　大枣十二枚，擘　黄连一两

右六味，以水一斗，煮取六升，去滓，再煎取三升，温服一升，日三服。臣亿等谨按：上生姜泻心汤法，本云理中人参黄芩汤，今详泻心以疗痞。痞气因发阴而生，是半夏、生姜、甘草泻心三方，皆本于理中也，其方必各有人参。今甘草泻心中无者，脱落之也。又按《千金》并《外台秘要》治伤寒䘌食，用此方皆有人参，知脱落无疑。

伤寒发汗，若吐若下，解后，心下痞鞭，噫气不除者，**旋复代赭汤**主之。（156）［原161］

旋复花三两　人参二两　生姜五两　代赭一两　甘草三两，炙　半夏半升，洗　大枣十二枚，擘

右七味，以水一斗，煮取六升，去滓，再煎取三升，

温服一升，日三服。

太阳病，外证未除，而数下之，遂协热而利，利下不止，心下痞鞕，表里不解者，**桂枝人参汤**主之。（157）［原163］

桂枝四两，别切　甘草四两，炙　白术三两　人参三两　干姜三两

右五味，以水九升，先煮四味，取五升，内桂，更煮取三升，去滓，温服一升，日再，夜一服。

伤寒服汤药，下利不止，心下痞鞕。服泻心汤已，复以他药下之，利不止，医以理中与之，利益甚。理中者，理中焦，此利在下焦，赤石脂禹余粮汤主之。复不止者，当利其小便。**赤石脂禹余粮汤**。（158）［原159］

赤石脂一斤，碎　太一禹余粮一斤，碎

右二味，以水六升，煮取二升，去滓，分温三服。

本以下之，故心下痞，与泻心汤。痞不解，其人渴而口燥烦，小便不利者，五苓散主之。一方云，忍之一日乃愈。（159）［原156］

伤寒发热，汗出不解，心中痞鞕，呕吐而下利者，大柴胡汤主之。（160）［原165］

脉浮而紧，而复下之，紧反入里，则作痞，按之自濡，但气痞耳。（161）［原151］

心下痞，按之濡，其脉关上浮者，**大黄黄连泻心汤**主之。（162）［原154］

大黄二两　黄连一两

右二味，以麻沸汤二升，渍之须臾，绞去滓，分温再服。臣亿等看详：大黄黄连泻心汤，诸本皆二味。又后附子泻心汤，用大黄、黄连、黄芩、附子。恐是前方中亦有黄芩，后但加附子也。故后云附子泻心汤，本云加附子也。

心下痞，而复恶寒汗出者，**附子泻心汤**主之。（163）［原155］

大黄二两　黄连一两　黄芩一两　附子一枚，炮，去皮，破，别煮取汁

右四味，切三味，以麻沸汤二升渍之，须臾，绞去滓，内附子汁，分温再服。

伤寒大下后，复发汗，心下痞，恶寒者，表未解也。不可攻痞，当先解表，表解乃可攻痞。解表宜桂枝汤，攻痞宜大黄黄连泻心汤。（164）［原164］

太阳中风，下利呕逆，表解者，乃可攻之。其人漐漐汗出，发作有时，头痛，心下痞鞕满，引胁下痛，干呕

短气，汗出不恶寒者，此表解里未和也，**十枣汤**主之。（165）［原152］

芫花熬　甘遂　大戟

右三味等分，各别捣为散，以水一升半，先煮大枣肥者十枚，取八合，去滓，内药末，强人服一钱匕，羸人服半钱，温服之，平旦服。若下少，病不除者，明日更服，加半钱。得快下利后，糜粥自养。

病如桂枝证，头不痛，项不强，寸脉微浮，胸中痞鞕，气上冲喉咽，不得息者，此为胸有寒也。当吐之，宜**瓜蒂散**。（166）［原166］

瓜蒂一分，熬黄　赤小豆一分

右二味，各别捣筛，为散已，合治之，取一钱匕，以香豉一合，用热汤七合，煮作稀糜，去滓，取汁和散，温顿服之。不吐者，少少加，得快吐乃止。诸亡血虚家，不可与瓜蒂散。

伤寒吐下后，发汗，虚烦，脉甚微，八九日心下痞鞕，胁下痛，气上冲咽喉，眩冒，经脉动惕者，久而成痿。（167）［原160］

太阳病，医发汗，遂发热恶寒，因复下之，心下痞，表里俱虚，阴阳气并竭，无阳则阴独，复加烧针，因胸

烦，面色青黄，肤𥆧者，难治。今色微黄，手足温者，易愈。（168）［原153］

病胁下素有痞，连在脐傍，痛引少腹，入阴筋者，此名藏结，死。（169）［原167］

藏结无阳证，不往来寒热，一云寒而不热。其人反静，舌上胎滑者，不可攻也。（170）［原130］

脉按之来缓，时一止复来者，名曰结。又脉来动而中止，更来小数，中有还者反动，名曰结，阴也。脉来动而中止，不能自还，因而复动者，名曰代，阴也。得此脉者，必难治。（171）［原178］

伤寒，脉结代，心动悸，**炙甘草汤**主之。（172）［原177］

甘草四两，炙　生姜三两，切　人参二两　生地黄一斤　桂枝三两，去皮　阿胶二两　麦门冬半升，去心　麻仁半升　大枣三十枚，擘

右九味，以清酒七升，水八升，先煮八味，取三升，去滓，内胶，烊消尽，温服一升，日三服。一名复脉汤。

伤寒，胸中有热，胃中有邪气，腹中痛，欲呕吐者，**黄连汤**主之。（173）［原173］

黄连三两　甘草三两，炙　干姜三两　桂枝三两，去皮　人参二两　半夏半升，洗　大枣十二枚，擘

右七味，以水一斗，煮取六升，去滓，温服，昼三夜二。疑非仲景方。

太阳与少阳合病，自下利者，与**黄芩汤**。若呕者，**黄芩加半夏生姜汤**主之。（174）［原172］

**黄芩汤方**

黄芩三两　芍药二两　甘草二两，炙　大枣十二枚，擘

右四味，以水一斗，煮取三升，去滓，温服一升，日再、夜一服。

**黄芩加半夏生姜汤方**

黄芩三两　芍药二两　甘草二两，炙　大枣十二枚，擘　半夏半升，洗　生姜一两半，一方三两，切

右六味，以水一斗，煮取三升，去滓，温服一升，日再、夜一服。

下后，不可更行桂枝汤，若汗出而喘，无大热者，可与**麻黄杏子甘草石膏汤**。（175）［原162］

麻黄四两　杏仁五十个，去皮尖　甘草二两，炙　石膏半斤，碎，绵裹

右四味，以水七升，先煮麻黄，减二升，去白沫，内

诸药，煮取三升，去滓，温服一升。本云黄耳杯。

伤寒，若吐若下后，七八日不解，热结在里，表里俱热，时时恶风，大渴，舌上干燥而烦，欲饮水数升者，**白虎加人参汤**主之。（176）［原168］

知母六两　石膏一斤，碎　甘草二两，炙　人参二两　粳米六合

右五味，以水一斗，煮米熟汤成，去滓，温服一升，日三服。此方立夏后、立秋前，乃可服。立秋后不可服。正月二月三月尚凛冷，亦不可与服之，与之则呕利而腹痛。诸亡血虚家亦不可与，得之则腹痛、利者，但可温之，当愈。

伤寒，无大热，口燥渴，心烦，背微恶寒者，白虎加人参汤主之。（177）［原169］

伤寒，脉浮滑，此以表有热，里有寒，**白虎汤**主之。（178）［原176］

知母六两　石膏一斤，碎　甘草二两，炙　粳米六合

右四味，以水一斗，煮米熟汤成，去滓，温服一升，日三服。臣亿等谨按：前篇云热结在里，表里俱热者，白虎汤主之。又云其表不解，不可与白虎汤。此云脉浮滑，表有热，里有寒者，必表里字差矣。又阳明一证云，脉浮迟，表热里寒，四逆汤主之。又少阴一

证云，里寒外热，通脉四逆汤主之。以此表里自差明矣。《千金翼》云白通汤，非也。

伤寒，脉浮，发热无汗，其表不解，不可与白虎汤。渴欲饮水，无表证者，白虎加人参汤主之。（179）［原170］

伤寒八九日，风湿相搏，身体疼烦，不能自转侧，不呕，不渴，脉浮虚而涩者，**桂枝附子汤**主之。若其人大便鞕，小便自利者，**去桂加白术汤**主之。（附1）［原174］

**桂枝附子汤方**

桂枝四两，去皮　附子三枚，炮，去皮，破　生姜二两，切

大枣十二枚，擘　甘草二两，炙

右五味，以水六升，煮取二升，去滓，分温三服。

**去桂加白术汤方**

附子三枚，炮，去皮，破　白术四两　生姜三两，切　甘草二两，炙　大枣十二枚，擘

右五味，以水六升，煮取二升，去滓，分温三服。初一服，其人身如痹，半日许复服之。三服都尽，其人如冒状，勿怪，此以附子、术，并走皮内，逐水气未得除，故使之耳。法当加桂四两，此本一方二法，以大便鞕，小便自利，去桂也。以大便不鞕，小便不利，当加桂。附子三

枚恐多也，虚弱家及产妇，宜减服之。

风湿相搏，骨节疼烦，掣痛不得屈伸，近之则痛剧，汗出短气，小便不利，恶风不欲去衣，或身微肿者，**甘草附子汤**主之。（附2）〔原175〕

甘草二两，炙　附子二枚，炮，去皮，破　白术二两　桂枝四两，去皮

右四味，以水六升，煮取三升，去滓，温服一升，日三服。初服得微汗则解，能食，汗止复烦者，将服五合。恐一升多者，宜服六七合为始。

辨太阳病脉证并治下条文编次说明：

第130条至第144条为第一节，论述结胸与藏结的区别；论述各种结胸证。

第145条至第152条为第二节，论述太阳与少阳并病证；妇人热入血室证；柴胡桂枝汤证；柴胡桂枝干姜汤证；以及半在里、半在外的阳微结证。

第153条至第168条为第三节，论述各种痞证。

第169条至第172条为第四节，论述藏结证。

第173条至第179条为第五节，论述各种里热郁结证的证治。

说明：在宋本的"辨太阳病脉证并治下"有风湿病两条，但与"辨太阳病脉证并治下"的内容不太符合，疑为仲景之后的人所加入，所以作为附1与附2编于篇末。

# 伤寒论卷第五

## 辨阳明病脉证并治第八

阳明之为病，胃家实一作寒。是也。（180）［原180］

问曰：阳明病外证云何？答曰：身热，汗自出，不恶寒，反恶热也。（181）［原182］

问曰：病有得之一日，不发热而恶寒者，何也？答曰：虽得之一日，恶寒将自罢，即自汗出而恶热也。（182）［原183］

问曰：恶寒何故自罢？答曰：阳明居中，主土也，万物所归，无所复传，始虽恶寒，二日自止，此为阳明病也。（183）［原184］

伤寒三日，阳明脉大。（184）［原186］

问曰：病有太阳阳明，有正阳阳明，有少阳阳明，何谓也？答曰：太阳阳明者，脾约一云络。是也。正阳阳明

者，胃家实是也。少阳阳明者，发汗利小便已，胃中燥烦实，大便难是也。（185）［原179］

问曰：何缘得阳明病？答曰：太阳病，若发汗，若下，若利小便，此亡津液，胃中干燥，因转属阳明。不更衣，内实，大便难者，此名阳明也。（186）［原181］

阳明病，若能食，名中风。不能食，名中寒。（187）［原190］

阳明中风，口苦咽干，腹满微喘，发热恶寒，脉浮而紧，若下之，则腹满小便难也。（188）［原189］

阳明病，若中寒者，不能食，小便不利，手足濈然汗出，此欲作固瘕，必大便初鞭后溏。所以然者，以胃中冷，水谷不别故也。（189）［原191］

阳明病欲解时，从申至戌上。（190）［原193］

伤寒，脉浮而缓，手足自温者，是为系在太阴。太阴者，身当发黄，若小便自利者，不能发黄。至七八日，大便鞭者，为阳明病也。（191）［原187］

伤寒转系阳明者，其人濈然微汗出也。（192）［原188］

本太阳初得病时，发其汗，汗先出不彻，因转属阳明

也。伤寒发热无汗，呕不能食，而反汗出濈濈然者，是转属阳明也。（193）［原185］

阳明病，脉迟，汗出多，微恶寒者，表未解也，可发汗，宜**桂枝汤**。（194）［原234］

桂枝三两，去皮　芍药三两　生姜三两　甘草二两，炙　大枣十二枚，擘

右五味，以水七升，煮取三升，去滓，温服一升。须臾，啜热稀粥一升，以助药力取汗。

脉但浮，无余证者，与**麻黄汤**。若不尿，腹满加哕者不治。麻黄汤。（195）［原232］

麻黄三两，去节　桂枝二两，去皮　甘草一两，炙　杏仁七十个，去皮尖

右四味，以水九升，煮麻黄，减二升，去白沫，内诸药，煮取二升半，去滓，温服八合，覆取微似汗。

阳明病，脉浮，无汗而喘者，发汗则愈，宜麻黄汤。（196）［原235］

太阳病，寸缓关浮尺弱，其人发热汗出，复恶寒，不呕，但心下痞者，此以医下之也。如其不下者，病人不恶寒而渴者，此转属阳明也。小便数者，大便必鞕，不更衣十日，无所苦也。渴欲饮水，少少与之，但以法救之。渴

者，宜**五苓散**。（197）［原244］

猪苓去皮　白术　茯苓各十八铢　泽泻一两六铢　桂枝半两，去皮

右五味，为散，白饮和服方寸匕，日三服。

阳明病，发潮热，大便溏，小便自可，胸胁满不去者，与**小柴胡汤**。（198）［原229］

柴胡半升　黄芩三两　人参三两　半夏半升，洗　甘草三两，炙　生姜三两，切　大枣十二枚，擘

右七味，以水一斗二升，煮取六升，去滓，再煎取三升，温服一升，日三服。

阳明病，胁下鞭满，不大便而呕，舌上白胎者，可与小柴胡汤。上焦得通，津液得下，胃气因和，身濈然汗出而解。（199）［原230］

阳明中风，脉弦浮大而短气，腹都满，胁下及心痛，久按之气不通，鼻干不得汗，嗜卧，一身及目悉黄，小便难，有潮热，时时哕，耳前后肿，刺之小差，外不解，病过十日，脉续浮者，与小柴胡汤。（200）［原231］

阳明病，脉浮而紧者，必潮热，发作有时。但浮者，必盗汗出。（201）［原201］

阳明病，反无汗而小便利，二三日呕而欬，手足厥者，必苦头痛。若不欬不呕，手足不厥者，头不痛。一云冬阳明。（202）［原197］

阳明病，但头眩，不恶寒，故能食而欬，其人咽必痛。若不欬者，咽不痛。一云冬阳明。（203）［原198］

脉浮发热，口干鼻燥，能食者则衄。（204）［原227］

阳明病，口燥，但欲漱水，不欲咽者，此必衄。（205）［原202］

阳明病，下血谵语者，此为热入血室，但头汗出者，刺期门，随其实而寫之，濈然汗出则愈。（206）［原216］

阳明病，脉浮而紧，咽燥口苦，腹满而喘，发热汗出，不恶寒，反恶热，身重。若发汗则躁，心愦愦公对切，反谵语。若加温针，必怵惕烦躁不得眠。若下之，则胃中空虚，客气动膈，心中懊侬，舌上胎者，**栀子豉汤**主之。（207）［原221］

肥栀子十四枚，擘　香豉四合，绵裹

右二味，以水四升，煮栀子，取二升半，去滓，内豉，更煮取一升半，去滓，分二服，温进一服。得快吐者，止后服。

阳明病，下之，其外有热，手足温，不结胸，心中懊恼，饥不能食，但头汗出者，栀子豉汤主之。（208）［原228］

若渴欲饮水，口干舌燥者，**白虎加人参汤**主之。（209）［原222］

知母六两　石膏一斤，碎　甘草二两，炙　粳米六合　人参三两

右五味，以水一斗，煮米熟汤成，去滓，温服一升，日三服。

若脉浮发热，渴欲饮水，小便不利者，**猪苓汤**主之。（210）［原223］

猪苓去皮　茯苓　泽泻　阿胶　滑石碎，各一两

右五味，以水四升，先煮四味，取二升，去滓，内阿胶烊消，温服七合，日三服。

阳明病，汗出多而渴者，不可与猪苓汤，以汗多胃中燥，猪苓汤复利其小便故也。（211）［原224］

三阳合病，腹满身重，难以转侧，口不仁，面垢，又作枯，一云向经。谵语遗尿。发汗则谵语，下之则额上生汗，手足逆冷。若自汗出者，**白虎汤**主之。（212）［原219］

知母六两　石膏一斤，碎　甘草二两，炙　粳米六合

右四味，以水一斗，煮米熟汤成，去滓，温服一升，日三服。

阳明病，被火，额上微汗出，而小便不利者，必发黄。（213）［原200］

阳明病，无汗，小便不利，心中懊恼者，身必发黄。（214）［原199］

阳明病，发热汗出者，此为热越，不能发黄也。但头汗出，身无汗，剂颈而还，小便不利，渴引水浆者，此为瘀热在里，身必发黄，**茵陈蒿汤**主之。（215）［原236］

茵陈蒿六两　栀子十四枚，擘　大黄二两，去皮

右三味，以水一斗二升，先煮茵陈减六升，内二味，煮取三升，去滓，分三服。小便当利，尿如皂荚汁状，色正赤，一宿腹减，黄从小便去也。

伤寒七八日，身黄如橘子色，小便不利，腹微满者，茵陈蒿汤主之。（216）［原260］

伤寒，身黄发热，**栀子蘖皮汤**主之。（217）［原261］

肥栀子十五个，擘　甘草一两，炙　黄蘖二两

右三味，以水四升，煮取一升半，去滓，分温再服。

伤寒瘀热在里，身必黄，**麻黄连轺赤小豆汤**主之。（218）［原262］

麻黄二两，去节　连轺二两，连翘根是　杏仁四十个，去皮尖　赤小豆一升　大枣十二枚，擘　生梓白皮切，一升　生姜二两，切　甘草二两，炙

右八味，以潦水一斗，先煮麻黄再沸，去上沫，内诸药，煮取三升，去滓，分温三服，半日服尽。

伤寒发汗已，身目为黄，所以然者，以寒湿一作温。在里不解故也。以为不可下也，于寒湿中求之。（219）［原259］

阳明病，脉迟，食难用饱，饱则微烦头眩，必小便难，此欲作谷瘅。虽下之，腹满如故，所以然者，脉迟故也。（220）［原195］

食谷欲呕，属阳明也，**吴茱萸汤**主之。得汤反剧者，属上焦也。吴茱萸汤。（221）［原243］

吴茱萸一升，洗　人参三两　生姜六两，切　大枣十二枚，擘

右四味，以水七升，煮取二升，去滓，温服七合，日三服。

脉浮而迟，表热里寒，下利清谷者，**四逆汤**主之。（222）［原207］

甘草二两，炙　干姜一两半　附子一枚，生用，去皮，破八片

右三味，以水三升，煮取一升二合，去滓，分温二服。强人可大附子一枚、干姜三两。

阳明病，不能食，攻其热必哕，所以然者，胃中虚冷故也。以其人本虚，攻其热必哕。（223）［原194］

若胃中虚冷，不能食者，饮水则哕。（224）［原226］

阳明病，初欲食，小便反不利，大便自调，其人骨节疼，翕翕如有热状，奄然发狂，濈然汗出而解者，此水不胜谷气，与汗共并，脉紧则愈。（225）［原192］

阳明病，法多汗，反无汗，其身如虫行皮中状者，此以久虚故也。（226）［原196］

脉阳微而汗出少者，为自和一作如也，汗出多者，为太过。阳脉实，因发其汗，出多者，亦为太过。太过者，为阳绝于里，亡津液，大便因鞕也。（227）［原245］

脉浮而芤，浮为阳，芤为阴，浮芤相搏，胃气生热，其阳则绝。（228）［原246］

趺阳脉浮而涩，浮则胃气强，涩则小便数，浮涩相搏，大便则鞕，其脾为约，**麻子仁丸**主之。（229）［原247］

麻子仁二升　芍药半斤　枳实半斤，炙　大黄一斤，去皮

厚朴一尺，炙，去皮　杏仁一升，去皮尖，熬，别作脂

右六味，蜜和丸如梧桐子大，饮服十丸，日三服，渐加，以知为度。

阳明病，本自汗出，医更重发汗，病已差，尚微烦不了了者，此必大便鞕故也。以亡津液，胃中干燥，故令大便鞕。当问其小便日几行，若本小便日三四行，今日再行，故知大便不久出。今为小便数少，以津液当还入胃中，故知不久必大便也。（230）〔原203〕

阳明病，自汗出，若发汗，小便自利者，此为津液内竭，虽鞕不可攻之，当须自欲大便，宜**蜜煎**导而通之。若土瓜根及大猪胆汁，皆可为导。（231）〔原231〕

**蜜煎方**

食蜜七合

右一味，于铜器内，微火煎，当须凝如饴状，搅之勿令焦著，欲可丸，并手捻作挺，令头锐，大如指，长二寸许。当热时急作，冷则鞕。以内谷道中，以手急抱，欲大便时乃去之。疑非仲景意，已试甚良。

又大猪胆一枚，泻汁，和少许法醋，以灌谷道内，如一食顷，当大便出宿食恶物，其效。

伤寒呕多，虽有阳明证，不可攻之。（232）〔原204〕

阳明病，面合色赤，不可攻之，必发热，色黄者，小便不利也。（233）［原206］

阳明病，心下鞕满者，不可攻之，攻之，利遂不止者死，利止者愈。（234）［原205］

阳明病，不吐不下，心烦者，可与**调胃承气汤**。（235）［原207］

甘草二两，炙　芒消半升　大黄四两，清酒洗

右三味，切，以水三升，煮二物至一升，去滓，内芒消，更上微火一二沸，温，顿服之。以调胃气。

伤寒吐后，腹胀满者，与调胃承气汤。（236）［原249］

太阳病三日，发汗不解，蒸蒸发热者，属胃也，调胃承气汤主之。（237）［原248］

阳明病，脉迟，虽汗出不恶寒者，其身必重，短气，腹满而喘，有潮热者，此外欲解，可攻里也。手足濈然汗出者，此大便已鞕也，**大承气汤**主之。若汗多，微发热恶寒者，外未解也，一法与桂枝汤。其热不潮，未可与承气汤。若腹大满不通者，可与**小承气汤**，微和胃气，勿令至大泄下。大承气汤。（238）［原208］

大黄四两，酒洗　厚朴半斤，炙，去皮　枳实五枚，炙　芒消三合

右四味，以水一斗，先煮二物，取五升，去滓，内大黄，更煮取二升，去滓，内芒消，更上微火一两沸，分温再服，得下，余勿服。

**小承气汤方**

大黄四两　厚朴二两，炙，去皮　枳实三枚，大者，炙

右三味，以水四升，煮取一升二合，去滓，分温二服。初服汤当更衣，不尔者，尽饮之，若更衣者，勿服之。

阳明病，谵语，发潮热，脉滑而疾者，小承气汤主之。因与承气汤一升，腹中转气者，更服一升，若不转气者，勿更与之。明日又不大便，脉反微涩者，里虚也，为难治，不可更与承气汤也。（239）〔原214〕

阳明病，其人多汗，以津液外出，胃中燥，大便必鞕，鞕则谵语，小承气汤主之。若一服谵语止者，更莫复服。（240）〔原213〕

太阳病，若吐若下若发汗后，微烦，小便数，大便因鞕者，与小承气汤和之，愈。（241）〔原250〕

阳明病，潮热，大便微鞕者，可与大承气汤，不鞕者不可与之。若不大便六七日，恐有燥屎，欲知之法，少与小承气汤，汤入腹中，转失气者，此有燥屎也，乃可攻之。若不转失气者，此但初头鞕，后必溏，不可攻之，攻

之必胀满不能食也，欲饮水者，与水则哕。其后发热者，必大便复鞕而少也，以小承气汤和之。不转失气者，慎不可攻也。小承气汤。（242）[原209]

得病二三日，脉弱，无太阳、柴胡证，烦躁，心下鞕。至四五日，虽能食，以小承气汤，少少与，微和之，令小安。至六日，与承气汤一升。若不大便六七日，小便少者，虽不受食，一云不大便。但初头鞕，后必溏，未定成鞕，攻之必溏。须小便利，屎定鞕，乃可攻之，宜大承气汤。（243）[原251]

病人烦热，汗出则解，又如疟状，日晡所发热者，属阳明也。脉实者，宜下之。脉浮虚者，宜发汗。下之与大承气汤，发汗宜桂枝汤。（244）[原240]

伤寒若吐若下后不解，不大便五六日，上至十余日，日晡所发潮热，不恶寒，独语如见鬼状。若剧者，发则不识人，循衣摸床，惕而不安，一云顺衣妄撮，怵惕不安。微喘直视，脉弦者生，涩者死。微者，但发热谵语者，大承气汤主之。若一服利。则止后服。（245）[原212]

二阳并病，太阳证罢，但发潮热，手足漐漐汗出，大便难而谵语者，下之则愈，宜大承气汤。（246）[原220]

夫实则谵语，虚则郑声。郑声者，重语也。直视谵语，喘满者死，下利者亦死。（247）［原210］

发汗多，若重发汗者，亡其阳，谵语。脉短者死，脉自和者不死。（248）［原211］

伤寒四五日，脉沉而喘满，沉为在里，而反发其汗，津液越出，大便为难，表虚里实，久则谵语。（249）［原218］

汗汗一作卧。出谵语者，以有燥屎在胃中，此为风也。须下者，过经乃可下之。下之若早，语言必乱，以表虚里实故也。下之愈，宜大承气汤。一云大柴胡汤。（250）［原217］

阳明病，谵语有潮热，反不能食者，胃中必有燥屎五六枚也。若能食者，但鞕耳。宜大承气汤下之。（251）［原215］

阳明病下之，心中懊憹而烦，胃中有燥屎者，可攻。腹微满，初头鞕，后必溏，不可攻之。若有燥屎者，宜大承气汤。（252）［原238］

病人小便不利，大便乍难乍易，时有微热，喘冒一作怫郁。不能卧者，有燥屎也，宜大承气汤。（253）［原242］

病人不大便五六日，绕脐痛，烦躁，发作有时者，此有燥屎，故使不大便也。（254）［原239］

伤寒六七日，目中不了了，睛不和，无表里证，大便难，身微热者，此为实也，急下之，宜大承气汤。（255）〔原252〕

阳明病，发热汗多者，急下之，宜大承气汤。（256）〔原253〕

发汗不解，腹满痛者，急下之，宜大承气汤。（257）〔原254〕

腹满不减，减不足言，当下之，宜大承气汤。（258）〔原255〕

阳明少阳合病，必下利，其脉不负者，为顺也，负者失也，互相克贼，名为负也。脉滑而数者，有宿食也，当下之，宜大承气汤。（259）〔原256〕

大下后，六七日不大便，烦不解，腹满痛者，此有燥屎也。所以然者，本有宿食故也，宜大承气汤。（260）〔原241〕

阳明证，其人喜忘者，必有蓄血。所以然者，本有久瘀血，故令喜忘。屎虽鞕，大便反易，其色必黑者，宜**抵当汤**下之。（261）〔原237〕

水蛭熬 虻虫去翅足，熬，各三十个 大黄三两，酒洗 桃

仁二十个，去皮尖及两人者

右四味，以水五升，煮取三升，去滓，温服一升，不下更服。

病人无表里证，发热七八日，虽脉浮数者，可下之。假令已下，脉数不解，合热则消谷喜饥，至六七日不大便者，有瘀血，宜抵当汤。（262）［原257］

若脉数不解，而下不止，必协热便脓血也。（263）［原258］

辨阳明病脉证并治条文编次说明：

第180条至第190条为第一节，论述阳明病的提纲证；阳明病的外证表现；阳明病在一日、二日、三日的脉证变化；阳明有太阳阳明、正阳阳明、少阳阳明的区别；太阳病经误治后转归为阳明病的情况；论阳明中风，阳明中寒；阳明病欲解时。

第191条至第193条为第二节，论述在太阴的病情，转归为阳明病的情况；伤寒转系阳明的表现；太阳病发汗后转属阳明的表现。

第194条至第200条为第三节，论述在阳明病时可用桂枝汤、麻黄汤、五苓散、小柴胡汤治疗的情况。

第201条至第212条为第四节，论述阳明经气热郁的各种病证：包括气分热郁证、衄血证、热入血室证、阳明栀子豉汤证治、白虎加人参汤证治、猪苓汤证治、白虎汤证治。

第213条至第220条为第五节，论述阳明湿热发黄及寒湿发黄的证治。

第221条至第225条为第六节，论述阳明中寒的证治。

第226条至第231条为第七节，论述阳明津伤燥化或津伤便硬的证治。

第232条至第234条为第八节，论述阳明病不可攻下的几种情况。

第235条至第260条为第九节，论述三承气汤证治。

第261条至第263条为第十节，论述阳明病阳明蓄血及邪热结于血分而有瘀血的抵当汤证治;协热便脓血证。


## 辨少阳病脉证并治第九

少阳之为病，口苦，咽干，目眩也。（264）［原263］

少阳中风，两耳无所闻，目赤，胸中满而烦者，不可吐下，吐下则悸而惊。（265）［原264］

伤寒，脉弦细，头痛发热者，属少阳。少阳不可发

汗，发汗则谵语，此属胃，胃和则愈，胃不和，烦而悸。一云躁。（266）［原265］

伤寒三日，三阳为尽，三阴当受邪，其人反能食而不呕，此为三阴不受邪也。（267）［原270］

伤寒三日，少阳脉小者，欲已也。（268）［原271］

伤寒六七日，无大热，其人躁烦者，此为阳去入阴故也。（269）［原269］

少阳病欲解时，从寅至辰上。（270）［原272］

本太阳病不解，转入少阳者，胁下鞕满，干呕不能食，往来寒热，尚未吐下，脉沉紧者，与**小柴胡汤**。（271）［原266］

柴胡八两　人参三两　黄芩三两　甘草三两，炙　半夏半升，洗　生姜三两，切　大枣十二枚，擘

右七味，以水一斗二升，煮取六升，去滓，再煎取三升。温服一升，日三服。

若已吐下、发汗、温针，谵语，柴胡汤证罢，此为坏病，知犯何逆，以法治之。（272）［原267］

三阳合病，脉浮大，上关上，但欲眠睡，目合则汗。（273）［原268］

辨少阳病脉证并治条文编次说明：

第264条至第266条为第一节，论述少阳病提纲证；少阳中风；少阳伤寒。

第267条至第269条为第二节，论述病在少阳，邪气是否内传。

第270条为第三节，论述少阳病欲解时。

第271条至第273条为第四节，论述太阳病转为少阳病的小柴胡汤证治；误治后不能再用柴胡汤治疗的坏病；三阳合病。

# 伤寒论卷第六

## 辨太阴病脉证并治第十

太阴之为病，腹满而吐，食不下，自利益甚，时腹自痛。若下之，必胸下结鞕。（274）［原273］

太阴中风，四肢烦疼，阳微阴涩而长者，为欲愈。（275）［原274］

伤寒脉浮而缓，手足自温者，系在太阴，太阴当发身黄，若小便自利者，不能发黄。至七八日，虽暴烦，下利日十余行，必自止，以脾家实，腐秽当去故也。（276）［原278］

太阴病欲解时，从亥至丑上。（277）［原275］

太阴病，脉浮者可发汗，宜桂枝汤。（278）［原276］

桂枝三两，去皮　芍药三两　甘草二两，炙　生姜三两，切

大枣十二枚，擘

右五味，以水七升，煮取三升，去滓，温服一升。须臾啜热稀粥一升，以助药力，温覆取汗。

自利不渴者，属太阴，以其藏有寒故也，当温之，宜服四逆辈。（279）［原277］

本太阳病，医反下之，因尔腹满时痛者，属太阴也，**桂枝加芍药汤**主之。大实痛者，**桂枝加大黄汤**主之。（280）［原279］

### 桂枝加芍药汤方

桂枝三两，去皮　芍药六两　甘草二两，炙　大枣十二枚，擘　生姜三两，切

右五味，以水七升，煮取三升，去滓，温分三服。本云桂枝汤，今加芍药。

### 桂枝加大黄汤方

桂枝三两，去皮　大黄二两　芍药六两　生姜三两，切　甘草二两，炙　大枣十二枚，擘

右六味，以水七升，煮取三升，去滓，温服一升，日三服。

太阴为病，脉弱，其人续自便利，设当行大黄芍药者，宜减之，以其人胃气弱，易动故也。下利者，先煎芍药三

沸。（281）［原280］

辨太阴病脉证并治条文编次说明：

第274条至第277条为第一节，论述太阴病提纲证；太阴中风；太阴伤寒；太阴病欲解时。

第278条至第281条为第二节，论述太阴病转为表证用桂枝汤的证治；论述太阴里证宜用四逆辈；论攻下后，病属太阴的桂枝加芍药汤、桂枝加大黄汤证治及注意事项。

## 辨少阴病脉证并治第十一

少阴之为病，脉微细，但欲寐也。（282）［原281］

少阴中风，脉阳微阴浮者，为欲愈。（283）［原290］

少阴病，欲吐不吐，心烦，但欲寐。五六日自利而渴者，属少阴也，虚故引水自救。若小便色白者，少阴病形悉具。小便白者，以下焦虚，有寒，不能制水，故令色白也。（284）［原282］

病人脉阴阳俱紧，反汗出者，亡阳也，此属少阴，法当咽痛而复吐利。（285）［原283］

少阴病脉微，不可发汗，亡阳故也。阳已虚，尺脉弱涩者，复不可下之。（286）［原286］

少阴病，脉细沉数，病为在里，不可发汗。（287）［原285］

少阴病欲解时，从子至寅上。（288）［原291］

少阴病，下利，**白通汤**主之。（289）［原314］

葱白四茎　干姜一两　附子一枚，生，去皮，破八片

右三味，以水三升，煮取一升，去滓，分温再服。

少阴病，下利脉微者，与白通汤。利不止，厥逆无脉，干呕烦者，**白通加猪胆汁汤**主之。服汤，脉暴出者死，微续者生。白通加猪胆汤。（290）［原315］

葱白四茎　干姜一两　附子一枚，生，去皮，破八片　人尿五合　猪胆汁一合

右五味，以水三升，煮取一升，去滓，内胆汁人尿，和令相得，分温再服。若无胆，亦可用。

少阴病，下利，脉微涩，呕而汗出，必数更衣，反少者，当温其上，灸之。《脉经》云：灸厥阴，可五十壮。（291）［原325］

少阴病，下利清谷，里寒外热，手足厥逆，脉微欲

绝，身反不恶寒，其人面色赤，或腹痛，或干呕，或咽痛，或利止脉不出者，**通脉四逆汤**主之。（292）［原317］

甘草二两，炙　附子大者一枚，生用，去皮，破八片　干姜三两，强人可四两

右三味，以水三升，煮取一升二合，去滓，分温再服，其脉即出者愈。面色赤者，加葱九茎。腹中痛者，去葱，加芍药二两。呕者，加生姜二两。咽痛者，去芍药，加桔梗一两。利止脉不出者，去桔梗，加人参二两。病皆与方相应者，乃服之。

少阴病，脉沉者，急温之，宜**四逆汤**。（293）［原323］

甘草二两，炙　干姜一两半　附子一枚，生用，去皮，破八片

右三味，以水三升，煮取一升二合，去滓，分温再服。强人可大附子一枚、干姜三两。

少阴病，饮食入口则吐，心中温温，欲吐复不能吐。始得之，手足寒，脉弦迟者，此胸中实，不可下也，当吐之。若膈上有寒饮，干呕者，不可吐也，当温之，宜四逆汤。（294）［原324］

少阴病脉紧，至七八日自下利，脉暴微，手足反温，脉紧反去者，为欲解也，虽烦下利，必自愈。（295）［原287］

少阴病，六七日息高者死。（296）［原299］

少阴病，下利止而头眩，时时自冒者死。（297）［原297］

少阴病，脉微细沉，但欲卧，汗出不烦，自欲吐，至五六日自利，复烦躁不得卧寐者死。（298）［原300］

少阴病吐利，躁烦四逆者死。（299）［原296］

少阴病，四逆，恶寒而身蜷，脉不至，不烦而躁者死。一作吐利而躁逆者死。（300）［原298］

少阴病，恶寒，身蜷而利，手足逆冷者，不治。（301）［原295］

少阴病，恶寒而蜷，时自烦，欲去衣被者，可治。（302）［原289］

少阴病下利，若利自止，恶寒而蜷卧，手足温者，可治。（303）［原288］

少阴病吐利，手足不逆冷，反发热者，不死。脉不至者，至，一作足。灸少阴七壮。（304）［原292］

少阴病，始得之，反发热，脉沉者，**麻黄细辛附子汤**主之。（305）［原301］

麻黄二两，去节　细辛二两　附子一枚，炮，去皮，破八片

右三味，以水一斗，先煮麻黄，减二升，去上沫。内诸药，煮取三升，去滓，温服一升，日三服。

少阴病，得之二三日，**麻黄附子甘草汤**微发汗，以二三日无证，故微发汗也。（306）［原302］

麻黄二两，去节　甘草二两，炙　附子一枚，炮，去皮，破八片

右三味，以水七升，先煮麻黄一两沸，去上沫，内诸药，煮取三升，去滓，温服一升，日三服。

少阴病，得之一二日，口中和，其背恶寒者，当灸之，**附子汤**主之。（307）［原304］

附子二枚，炮，去皮，破八片　茯苓三两　人参二两　白术四两　芍药三两

右五味，以水八升，煮取三升，去滓，温服一升，日三服。

少阴病，身体痛，手足寒，骨节痛，脉沉者，附子汤主之。（308）［原305］

少阴病，二三日不已，至四五日，腹痛，小便不利，四肢沉重疼痛。自下利者，此为有水气。其人或欬，或小便利，或下利。或呕者，**真武汤**主之。（309）［原316］

茯苓三两　芍药三两　白术二两　生姜三两，切　附子一

枚，炮，去皮，破八片

右五味，以水八升，煮取三升，去滓，温服七合，日三服。若欬者，加五味子半升、细辛一两、干姜一两。若小便利者，去茯苓。若下利者，去芍药，加干姜二两。若呕者，去附子，加生姜，足前为半斤。

少阴病，下利，便脓血者，可刺。（310）[原308]

少阴病，下利，便脓血者，**桃花汤**主之。（311）[原306]

赤石脂一斤，一半全用，一半筛末　干姜一两　粳米一升

右三味，以水七升，煮米令熟，去滓，温服七合，内赤石脂末方寸匕，日三服。若一服愈，余勿服。

少阴病，二三日至四五日，腹痛，小便不利，下利不止，便脓血者，桃花汤主之。（312）[原307]

少阴病，吐利，手足逆冷，烦躁欲死者，**吴茱萸汤**主之。（313）[原309]

吴茱萸一升　人参二两　生姜六两，切　大枣十二枚，擘

右四味，以水七升，煮取二升，去滓，温服七合，日三服。

少阴病，四逆，其人或欬，或悸，或小便不利，或腹

中痛，或泄利下重者，**四逆散**主之。（314）［原318］

　　甘草炙　枳实破，水渍，炙干　柴胡　芍药

　　右四味，各十分，捣筛，白饮和服方寸匕，日三服。欬者，加五味子、干姜各五分，并主下利。悸者，加桂枝五分。小便不利者，加茯苓五分。腹中痛者，加附子一枚，炮令坼。泄利下重者，先以水五升，煮薤白三升，煮取三升，去滓，以散三方寸匕内汤中，煮取一升半，分温再服。

　　少阴病，但厥无汗，而强发之，必动其血，未知从何道出，或从口鼻，或从目出者，是名下厥上竭，为难治。（315）［原294］

　　少阴病八九日，一身手足尽热者，以热在膀胱，必便血也。（316）［原293］

　　少阴病，欬而下利，谵语者，被火气劫故也，小便必难，以强责少阴汗也。（317）［原284］

　　少阴病，下利六七日。欬而呕渴，心烦不得眠者，**猪苓汤**主之。（318）［原319］

　　猪苓去皮　茯苓　阿胶　泽泻　滑石各一两

　　右五味，以水四升，先煮四物，取二升，去滓，内阿胶烊尽，温服七合，日三服。

少阴病，得之二三日以上，心中烦，不得卧，**黄连阿胶汤**主之。（319）［原303］

黄连四两　黄芩二两　芍药二两　鸡子黄二枚　阿胶三两。一云三挺

右五味，以水六升，先煮三物，取二升，去滓，内胶烊尽，小冷，内鸡子黄，搅令相得，温服七合，日三服。

少阴病，得之二三日，口燥咽干者，急下之。宜**大承气汤**。（320）［原320］

枳实五枚，炙　厚朴半斤，去皮，炙　大黄四两，酒洗　芒消三合

右四味，以水一斗，先煮二味，取五升，去滓，内大黄，更煮取二升，去滓，内芒消，更上火，令一两沸，分温再服。一服得利。止后服。

少阴病六七日，腹胀不大便者，急下之，宜大承气汤。（321）［原322］

少阴病，自利清水，色纯青，心下必痛，口干燥者，可下之，宜大承气汤。一法用大柴胡汤。（322）［原321］

少阴病，下利，咽痛，胸满，心烦，**猪肤汤**主之。（323）［原310］

猪肤一斤

右一味，以水一斗，煮取五升，去滓，加白蜜一升，白粉五合，熬香，和令相得，温，分六服。

少阴病，二三日咽痛者，可与**甘草汤**，不差，与**桔梗汤**。（324）〔原311〕

**甘草汤方**

甘草二两

右一味，以水三升，煮取一升半，去滓，温服七合，日二服。

**桔梗汤方**

桔梗一两　甘草二两

右二味，以水三升，煮取一升，去滓，温，分再服。

少阴病，咽中伤，生疮，不能语言，声不出者，**苦酒汤**主之。（325）〔原312〕

半夏洗，破如枣核，十四枚　鸡子一枚，去黄，内上苦酒，着鸡子壳中

右二味，内半夏，著苦酒中，以鸡子壳置刀环中，安火上，令三沸，去滓，少少含咽之，不差，更作三剂。

少阴病，咽中痛，**半夏散及汤**主之。（326）〔原313〕

半夏洗　桂枝去皮　甘草炙

右三味，等分，各别捣筛已，合治之，白饮和服方寸

匕，日三服。若不能散服者，以水一升，煎七沸，内散两方寸匕，更煮三沸，下火令小冷，少少咽之。半夏有毒，不当散服。

辨少阴病脉证并治条文编次说明：

第282条至第288条为第一节，论述少阴病提纲证；少阴中风；少阴伤寒；少阴亡阳的脉证；少阴病阴阳气血虚弱不可发汗、不可攻下；少阴病欲解时。

第289条至第294条为第二节，论述少阴阴寒性里证各种证治。有白通汤证治；白通加猪胆汁汤证治；少阴病用灸法的证治；通脉四逆汤证治；四逆汤证治。

第295条至第304条为第三节，论述少阴阳虚阴盛证的各种转归。

第305条至第315条为第四节，论述少阴外证，以及其他影响少阴的病证。有麻黄细辛附子汤证治；麻黄附子甘草汤证治；附子汤证治；真武汤证治；下利便脓血用刺法；桃花汤证治；吴茱萸汤证治；四逆散证治；下厥上竭证。

第316条至第322条为第五节，论述少阴病热化证。有热在膀胱便血证；少阴病，欬而下利，谵语的被火气劫证；猪苓汤证治；黄连阿胶汤证治；少阴病用大承气汤的三急下证。

第323条至第326条为第六节，论述少阴病的各种咽痛证。有甘草汤证治；桔梗汤证治；苦酒汤证治；猪肤汤证治；半夏散及汤证治。

## 辨厥阴病脉证并治第十二

厥阴之为病，消渴，气上撞心，心中疼热，饥而不欲食，食则吐蛔，下之利不止。（327）［原326］

厥阴中风，脉微浮为欲愈，不浮为未愈。（328）［原327］

伤寒脉促，手足厥逆，可灸之。促，一作纵。（329）［原349］

厥阴病欲解时，从丑至卯上。（330）［原328］

凡厥者，阴阳气不相顺接，便为厥。厥者，手足逆冷者是也。（331）［原337］

手足厥寒，脉细欲绝者，**当归四逆汤**主之。（332）［原351］

当归三两　桂枝三两，去皮　芍药三两　细辛三两　甘草二两，炙　通草二两　大枣二十五枚，擘。一法，十二枚。

右七味，以水八升，煮取三升，去滓，温服一升，日三服。

若其人内有久寒者，宜当归四逆加吴茱萸生姜汤。（333）［原352］

当归三两　芍药三两　甘草二两，炙　通草二两　桂枝三两，去皮　细辛三两　生姜半斤，切　吴茱萸二升　大枣二十五枚，擘

右九味，以水六升，清酒六升，和煮取五升，去滓，温，分五服。一方水酒各四升。

伤寒，脉微而厥，至七八日肤冷，其人躁，无暂安时者，此为藏厥，非蛔厥也。蛔厥者，其人当吐蛔。令病者静而复时烦者，此为藏寒，蛔上入其膈，故烦，须臾复止，得食而呕，又烦者，蛔闻食臭出，其人常自吐蛔。蛔厥者，**乌梅丸**主之。又主久利。（334）［原338］

乌梅三百枚　细辛六两　干姜十两　黄连十六两　当归四两　附子六两，炮，去皮　蜀椒四两，出汗　桂枝去皮，六两　人参六两　黄檗六两

右十味，异捣筛，合治之，以苦酒渍乌梅一宿，去核，蒸之五升米下，饭熟捣成泥，和药令相得，内臼中，

与蜜杵二千下，丸如梧桐子大，先食饮服十丸，日三服，稍加至二十丸。禁生冷、滑物、臭食等。

伤寒六七日，大下后，寸脉沉而迟，手足厥逆，下部脉不至，喉咽不利，唾脓血，泄利不止者，为难治，**麻黄升麻汤**主之。（335）［原357］

麻黄二两半，去节　升麻一两一分　当归一两一分　知母十八铢　黄芩十八铢　葳蕤十八铢，一作菖蒲　芍药六铢　天门冬六铢，去心　桂枝六铢，去皮　茯苓六铢　甘草六铢，炙　石膏六铢，碎，绵裹　白术六铢　干姜六铢

右十四味，以水一斗，先煮麻黄一两沸，去上沫，内诸药，煮取三升，去滓，分温三服。相去如炊三斗米顷，令尽，汗出愈。

伤寒，厥而心下悸，宜先治水，当服**茯苓甘草汤**，却治其厥。不尔，水渍入胃，必作利也。茯苓甘草汤。（336）［原356］

茯苓二两　甘草一两，炙　生姜三两，切　桂枝二两，去皮
右四味，以水四升，煮取二升，去滓，分温三服。

病人手足厥冷，脉乍紧者，邪结在胸中，心下满而烦，饥不能食者，病在胸中，当须吐之，宜**瓜蒂散**。（337）［原355］

瓜蒂　赤小豆

右二味，各等分，异捣筛，合内臼中，更治之，别以香豉一合，用热汤七合，煮作稀糜，去滓，取汁，和散一钱匕，温，顿服之。不吐者，少少加，得快吐乃止。诸亡血虚家，不可与瓜蒂散。

病者手足厥冷，言我不结胸，小腹满，按之痛者，此冷结在膀胱关元也。（338）[原340]

伤寒五六日，不结胸，腹濡，脉虚复厥者，不可下，此亡血，下之死。（339）[原347]

诸四逆厥者，不可下之，虚家亦然。（340）[原330]

下利清谷，里寒外热，汗出而厥者，**通脉四逆汤**主之。（341）[原370]

甘草二两，炙　附子大者一枚，生，去皮，破八片　干姜三两，强人可四两

右三味，以水三升，煮取一升二合，去滓，分温再服，其脉即出者愈。

大汗出，热不去，内拘急，四肢疼，又下利厥逆而恶寒者，**四逆汤**主之。（342）[原353]

甘草二两，炙　干姜一两半　附子一枚，生用，去皮，破八片

右三味，以水三升，煮取一升二合，去滓，分温再服。若强人可用大附子一枚、干姜三两。

大汗，若大下利而厥冷者，四逆汤主之。（343）〔原354〕

呕而脉弱，小便复利，身有微热，见厥者难治，四逆汤主之。（344）〔原377〕

发热而厥，七日下利者，为难治。（345）〔原348〕

伤寒发热，下利至甚，厥不止者死。（346）〔原345〕

伤寒发热下利，厥逆，躁不得卧者死。（347）〔原344〕

伤寒六七日，脉微，手足厥冷，烦躁，灸厥阴，厥不还者死。（348）〔原343〕

下利后脉绝，手足厥冷，晬时脉还，手足温者生，脉不还者死。（349）〔原368〕

下利，手足厥冷，无脉者，灸之不温，若脉不还，反微喘者死，少阴负趺阳者，为顺也。（350）〔原362〕

下利，脉沉而迟，其人面少赤，身有微热，下利清谷

者，必郁冒汗出而解，病人必微厥，所以然者，其面戴阳，下虚故也。（351）［原366］

伤寒，热少微厥，指一作稍。头寒，嘿嘿不欲食，烦躁，数日小便利，色白者，此热除也，欲得食，其病为愈。若厥而呕，胸胁烦满者，其后必便血。（352）［原339］

伤寒，脉滑而厥者，里有热，**白虎汤**主之。（353）［原350］

知母六两　石膏一斤，碎，绵裹　甘草二两，炙　粳米六合

右四味，以水一斗，煮米熟汤成，去滓，温服一升，日三服。

伤寒，一二日至四五日，厥者必发热；前热者后必厥。厥深者热亦深；厥微者热亦微。厥应下之，而反发汗者，必口伤烂赤。（354）［原335］

伤寒，先厥，后发热而利者，必自止，见厥复利。（355）［原331］

伤寒，先厥后发热，下利必自止，而反汗出，咽中痛者，其喉为痹。发热无汗，而利必自止，若不止，必便脓血，便脓血者，其喉不痹。（356）［原334］

伤寒，发热四日，厥反三日，复热四日，厥少热多者，其病当愈。四日至七日，热不除者，必便脓血。（357）［原341］

伤寒病厥五日，热亦五日，设六日当复厥，不厥者自愈。厥终不过五日，以热五日，故知自愈。（358）［原336］

伤寒，厥四日，热反三日，复厥五日，其病为进。寒多热少，阳气退，故为进也。（359）［原342］

伤寒，始发热六日，厥反九日而利。凡厥利者，当不能食，今反能食者，恐为除中，一云消中。食以索饼，不发热者，知胃气尚在，必愈，恐暴热来出而复去也。后日脉之，其热续在者，期之旦日夜半愈。所以然者，本发热六日，厥反九日，复发热三日，并前六日，亦为九日，与厥相应，故期之旦日夜半愈。后三日脉之而脉数，其热不罢者，此为热气有余，必发痈脓也。（360）［原332］

伤寒脉迟，六七日而反与黄芩汤彻其热，脉迟为寒，今与黄芩汤复除其热，腹中应冷，当不能食，今反能食，此名除中，必死。（361）［原333］

伤寒，六七日不利，便发热而利，其人汗出不止者

死，有阴无阳故也。（362）[原346]

伤寒下利。日十余行，脉反实者死。（363）[原369]

下利清谷，不可攻表，汗出必胀满。（364）[原364]

下利腹胀满，身体疼痛者，先温其里，乃攻其表。温里宜四逆汤，攻表宜**桂枝汤**。四逆汤用前方。（365）[原372]

**桂枝汤方**

桂枝三两，去皮　芍药三两　甘草二两，炙　生姜三两，切
大枣十二枚，擘

右五味，以水七升，煮取三升，去滓，温服一升。须臾啜热稀粥一升，以助药力。

伤寒四五日，腹中痛，若转气下趣少腹者，此欲自利也。（366）[原358]

伤寒，大吐大下之，极虚，复极汗者，其人外气怫郁，复与之水，以发其汗，因得哕。所以然者，胃中寒冷故也。（367）[原380]

伤寒，本自寒下，医复吐下之，寒格，更逆吐下，若食入口即吐，**干姜黄芩黄连人参汤**主之。（368）[原359]

干姜　黄芩　黄连　人参各三两

右四味，以水六升，煮取二升，去滓，分温再服。

呕而发热者，**小柴胡汤**主之。（369）〔原379〕

柴胡八两　黄芩三两　人参三两　甘草三两，炙　生姜三两，切　半夏半升，洗　大枣十二枚，擘

右七味，以水一斗二升，煮取六升，去滓，再煎取三升。温服一升，日三服。

干呕，吐涎沫，头痛者，**吴茱萸汤**主之。（370）〔原378〕

吴茱萸一升，汤洗七遍　人参三两　大枣十二枚，擘　生姜六两，切

右四味，以水七升，煮取二升，去滓，温服七合，日三服。

呕家有痈脓者，不可治呕，脓尽自愈。（371）〔原376〕

伤寒，哕而腹满，视其前后。知何部不利，利之即愈。（372）〔原381〕

下利后更烦，按之心下濡者，为虚烦也，宜**栀子豉汤**。（373）〔原375〕

肥栀子十四个，擘　香豉四合，绵裹

右二味，以水四升，先煮栀子，取二升半，内豉，更煮取一升半，去滓，分再服。一服得吐，止后服。

下利谵语者，有燥屎也，宜**小承气汤**。（374）［原374］

大黄四两，酒洗　枳实三枚，炙　厚朴二两，去皮，炙

上三味，以水四升，煮取一升二合，去滓，分二服。初一服谵语止，若更衣者，停后服，不尔，尽服之。

下利，脉沉弦者，下重也。脉大者为未止。脉微弱数者，为欲自止，虽发热不死。（375）［原365］

热利下重者，**白头翁汤**主之。（376）［原371］

白头翁二两　黄蘖三两　黄连三两　秦皮三两

右四味，以水七升，煮取二升，去滓，温服一升，不愈，更服一升。

下利欲饮水者，以有热故也，白头翁汤主之。（377）［原373］

下利，寸脉反浮数，尺中自涩者，必清脓血。（378）［原363］

下利，脉数而渴者，今自愈。设不差，必清脓血，以有热故也。（379）［原367］

下利，脉数，有微热汗出，今自愈，设复紧，为未解。一云，设脉浮，复紧。（380）［原361］

下利，有微热而渴，脉弱者，今自愈。（381）［原360］

厥阴病，渴欲饮水者，少少与之愈。（382）［原329］

辨厥阴病脉证并治条文编次说明：

第327条至第330条为第一节，论述厥阴病提纲证、厥阴中风、厥阴伤寒、厥阴病欲解时。

第331条至第340条为第二节，论述厥证成因为阴阳气不相顺接。论述病情涉及厥阴的各种厥证证治及注意事项：当归四逆汤证治；当归四逆加吴茱萸生姜汤证治；乌梅丸证治；攻下后，表热内陷，气液下脱，下虚寒，上火热的麻黄升麻汤证治；水气停蓄致厥的茯苓甘草汤证治；痰实结于胸中致厥的瓜蒂散证治；冷结在膀胱关元致厥之证；亡血致厥者，不可攻下；诸四逆厥者，不可攻下。

第341条至第350条为第三节，论述病情转归为少阴的各种厥证。有通脉四逆汤证治；四逆汤证治；难治证、死证等。

第351条至第354条为第四节，论述戴阳微厥证；热厥轻证；热厥重证；热厥的白虎汤证治。

第355条至第360条为第五节，论述各种厥热胜复证及其转归。

第361条至第367条为第六节，论述厥阴除中证；阴寒下利死证；下利清谷，先解表汗出，形成腹胀满之证；下利腹胀满，身体疼痛，当先以四逆汤温里，再以桂枝汤解表；腹中痛，欲自利证；误治后胃中寒冷证。

第368条至第372条为第七节，论述厥阴病中的吐、呕、呃逆证。

第373条至第382条为第八节，论述厥阴病中的各种热利证。

说明：第334条中"蒸之五升米下"，在宋本中为"蒸之五斗米下"。但在《玉函》卷八、《注解伤寒论》卷六均作"升"，应以"升"为是，所以，在本书中改为"蒸之五升米下"。

# 伤寒论卷第七

## 辨霍乱病脉证并治第十三

问曰：病有霍乱者何？答曰：呕吐而利，此名霍乱。（383）［原382］

问曰：病发热头痛，身疼恶寒，吐利者，此属何病？答曰：此名霍乱。霍乱自吐下，又利止，复更发热也。（384）［原383］

伤寒，其脉微涩者，本是霍乱，今是伤寒，却四五日，至阴经上，转入阴必利，本呕下利者，不可治也。欲似大便，而反失气，仍不利者，此属阳明也，便必鞕，十三日愈，所以然者，经尽故也。下利后当便鞕，鞕则能食者愈。今反不能食，到后经中，颇能食，复过一经能食，过之一日当愈。不愈者，不属阳明也。（385）［原384］

霍乱，头痛发热，身疼痛，热多欲饮水者，**五苓散**主之。寒多不用水者，**理中丸**主之。（386）［原386］

**五苓散方**

猪苓去皮 白术 茯苓各十八铢 桂枝半两，去皮 泽泻
一两六铢

右五味，为散，更治之，白饮和服方寸匕，日三服。
多饮暖水，汗出愈。

**理中丸方**下有作汤加减法。

人参 干姜 甘草炙 白术各三两

右四味，捣筛，蜜和为丸，如鸡子黄许大。以沸汤数
合，和一丸，研碎，温服之，日三四，夜二服。腹中未
热，益至三四丸，然不及汤。汤法：以四物依两数切，用
水八升，煮取三升，去滓，温服一升，日三服。若脐上筑
者，肾气动也，去术，加桂四两。吐多者，去术，加生姜
三两。下多者，还用术。悸者，加茯苓二两。渴欲得水
者，加术，足前成四两半。腹中痛者，加人参，足前成四
两半。寒者，加干姜，足前成四两半。腹满者，去术，加
附子一枚。服汤后如食顷，饮热粥一升许，微自温，勿发
揭衣被。

吐利汗出，发热恶寒，四肢拘急，手足厥冷者，**四逆
汤**主之。（387）［原388］

甘草二两，炙 干姜一两半 附子一枚，生，去皮，破八片

右三味，以水三升，煮取一升二合，去滓，分温再

服。强人可大附子一枚、干姜三两。

既吐且利，小便复利，而大汗出，下利清谷，内寒外热，脉微欲绝者，四逆汤主之。（388）［原389］

吐已下断，汗出而厥，四肢拘急不解，脉微欲绝者，**通脉四逆加猪胆汤**主之。（389）［原390］

甘草二两，炙 干姜三两，强人可四两 附子大者一枚，生，去皮，破八片 猪胆汁半合

右四味，以水三升，煮取一升二合，去滓，内猪胆汁，分温再服，其脉即来。无猪胆，以羊胆代之。

恶寒，脉微一作缓。而复利，利止亡血也，**四逆加人参汤**主之。（390）［原385］

甘草二两，炙 附子一枚，生，去皮，破八片 干姜一两半 人参一两

右四味，以水三升，煮取一升二合，去滓，分温再服。

吐利止，而身痛不休者，当消息和解其外，宜**桂枝汤**小和之。（391）［原387］

桂枝三两，去皮 芍药三两 生姜三两 甘草二两，炙 大枣十二枚，擘

右五味，以水七升，煮取三升，去滓，温服一升。

吐利，发汗，脉平，小烦者，以新虚不胜谷气故也。
（392）［原391］

辨霍乱病脉证并治条文编次说明：

第383条、第384条为第一节，论述霍乱的临床表现。

第385条为第二节，论述霍乱兼有伤寒表证的病理转归。

第386条为第三节，论述霍乱的五苓散证治；理中丸证治。

第387条至第390条为第四节，论述霍乱导致少阴虚衰的四逆汤证治；通脉四逆加猪胆汤证治；四逆加人参汤证治。

第391条为第五节，论述霍乱转为表证的桂枝汤证治。

第392条为第六节，论述霍乱病解后小烦的情况。

## 辨阴阳易差后劳复病脉证并治第十四

伤寒阴易之为病，其人身体重，少气，少腹里急，或引阴中拘挛，热上冲胸，头重不欲举，眼中生花，花，一作眵。膝胫拘急者，**烧裈散**主之。（393）［原392］

妇人中裈近隐处，取烧作灰

右一味，水服方寸匕，日三服。小便即利，阴头微肿，此为愈矣。妇人病，取男子裈烧服。

伤寒解后，虚羸少气，气逆欲吐，**竹叶石膏汤**主之。（394）［原397］

竹叶二把　石膏一斤　半夏半升，洗　麦门冬一斤，去心人参二两　甘草二两，炙　粳米半升

右七味，以水一斗，煮取六升，去滓，内粳米，煮米熟汤成，去米，温服一升，日三服。

大病差后，喜唾，久不了了，胸上有寒，当以丸药温之，宜**理中丸**。（395）［原396］

人参　白术　甘草炙　干姜各三两

右四味，捣筛，蜜和为丸，如鸡子黄许大，以沸汤数合，和一丸，研碎，温服之，日三服。

大病差后，劳复者，**枳实栀子汤**主之。（396）［原393］

枳实三枚，炙　栀子十四个，擘　豉一升，绵裹

右三味，以清浆水七升，空煮取四升，内枳实、栀子，煮取二升，下豉，更煮五六沸，去滓，温分再服，覆令微似汗。若有宿食者，内大黄如博棋子五六枚，服之愈。

大病差后，从腰以下有水气者，**牡蛎泽泻散**主之。
（397）［原395］

牡蛎熬　泽泻　蜀漆暖水洗，去腥　葶苈子熬　商陆根熬
海藻洗，去咸　栝楼根各等分

右七味，异捣，下筛为散，更于臼中治之。白饮和服
方寸匕，日三服。小便利，止后服。

伤寒差以后，更发热，**小柴胡汤**主之。脉浮者，以汗
解之。脉沉实一作紧。者，以下解之。（398）［原394］

柴胡八两　人参二两　黄芩二两　甘草二两，炙　生姜二
两　半夏半升，洗　大枣十二枚，擘

右七味，以水一斗二升，煮取六升，去滓，再煎取三
升。温服一升，日三服。

病人脉已解，而日暮微烦，以病新差，人强与谷，脾
胃气尚弱，不能消谷，故令微烦，损谷则愈。（399）［原
398］

辨阴阳易差后劳复病脉证并治条文编次说明：

第393条为第一节，论述阴阳易证治。

第394条至第399条为第二节，论述伤寒解后、或大病
差后、或劳复、或差后复感外邪等的各种证治。

# 辨不可发汗病脉证并治第十五

夫以为疾病至急，仓卒寻按，要者难得，故重集诸可与不可方治，比之三阴三阳篇中，此易见也。又时有不止是三阳三阴，出在诸可与不可中也。（1）[原1]

咽中闭塞，不可发汗。发汗则吐血，气微绝，手足厥冷，欲得蜷卧，不能自温。（2）[原7]

动气在右，不可发汗，发汗则衄而渴，心苦烦，饮即吐水。

动气在左，不可发汗，发汗则头眩，汗不止，筋惕肉瞤。

动气在上，不可发汗，发汗则气上冲，正在心端。

动气在下，不可发汗，发汗则无汗，心中大烦，骨节苦疼，目运恶寒，食则反吐，谷不得前。（3）[原6]

厥，脉紧，不可发汗。发汗则声乱，咽嘶舌萎，声不得前。（4）[原11]

诸脉得数动、微弱者，不可发汗。发汗则大便难，腹中干，一云小便难，胞中干。胃躁而烦，其形相象，根本异源。（5）[原8]

脉濡而弱，弱反在关，濡反在巅，弦反在上，微反在下。弦为阳运，微为阴寒，上实下虚，意欲得温。微弦为虚，不可发汗，发汗则寒栗，不能自还。（6）［原9］

脉濡而弱，弱反在关，濡反在巅，微反在上，涩反在下。微则阳气不足，涩则无血，阳气反微，中风汗出，而反躁烦，涩则无血，厥而且寒，阳微发汗，躁不得眠。（7）［原5］

诸逆发汗，病微者难差，剧者谵语，目眩者死，一云谵言目眩睛乱者，死。命将难全。（8）［原12］

欬者则剧，数吐涎沫，咽中必干，小便不利，心中饥烦，晬时而发，其形似疟，有寒无热，虚而寒栗。欬而发汗，蜷而苦满，腹中复坚。（9）［原10］

欬而小便利，若失小便者，不可发汗，汗出则四肢厥逆冷。（10）［原22］

伤寒头痛，翕翕发热，形象中风，常微汗出。自呕者，下之益烦，心懊憹如饥。发汗则至痉，身强，难以伸屈。熏之则发黄，不得小便，久则发欬唾。（11）［原25］

太阳病发汗，因致痉。（12）［原27］

太阳病，得之八九日，如疟状，发热恶寒，热多寒

少，其人不呕，清便续自可，一日二三度发，脉微而恶寒者，此阴阳俱虚，不可更发汗也。（13）［原13］

太阳病，发热恶寒，热多寒少。脉微弱者，无阳也，不可发汗。（14）［原14］

脉浮紧者，法当身疼痛，宜以汗解之。假令尺中迟者，不可发汗。何以知然？以荣气不足，血少故也。（15）［原3］

咽喉干燥者，不可发汗。（16）［原15］

下利不可发汗，汗出必胀满。（17）［原21］

亡血不可发汗，发汗则寒栗而振。（18）［原16］

衄家不可发汗，汗出必额上陷脉急紧，直视不能眴，不得眠。音见上。（19）［原17］

疮家虽身疼痛，不可发汗，汗出则痉。（20）［原20］

淋家不可发汗，发汗必便血。（21）［原19］

汗家不可发汗，发汗必恍惚心乱，小便已阴疼，宜**禹余粮丸**。方本阙。（22）［原18］

伤寒，脉弦细，头痛发热者，属少阳，少阳不可发汗。（23）［原24］

太阳与少阳并病，头项强痛，或眩冒，时如结胸，心下痞鞭者，不可发汗。（24）［原26］

少阴病，脉微，不可发汗，亡阳故也。（25）［原4］

少阴病，脉细沉数，病为在里。不可发汗。（26）［原2］

少阴病，但厥无汗，而强发之，必动其血，未知从何道出，或从口鼻，或从目出者，是名下厥上竭，为难治。（27）［原29］

少阴病，欬而下利，谵语者，此被火气劫故也，小便必难，以强责少阴汗也。（28）［原28］

伤寒，一二日至四五日，厥者必发热；前厥者后必热。厥深者热亦深；厥微者热亦微。厥应下之，而反发汗者，必口伤烂赤。（29）［原23］

辨不可发汗病脉证并治条文编次说明：

第1条为第一节，是对诸可与不可篇的总体说明。

第2条至第4条为第二节，论述上为咽中闭塞，下为动气在腹部的上下左右，外为四肢厥冷而脉紧，均不可发汗。

第5条至第7条为第三节，从脉象上来论述不可发汗证。

第8条至第10条为第四节，论述各种逆气在里不可发汗，并以咳证来论述发汗后的病情变化。

第11条、第12条为第五节，论述两种发汗导致痉病的情况。

第13条至第22条为第六节，论述太阳病中的各种不可发汗之证。

第23条、第24条为第七节，论述少阳伤寒，不可发汗。太阳与少阳并病，心下痞鞕，不可发汗。

第25条至第29条为第八节，论述少阴病及厥阴病的不可发汗证。


## 辨可发汗病脉证并治第十六

大法，春夏宜发汗。（1）［原1］

凡发汗，欲令手足俱周，时出似漐漐然，一时间许益佳，不可令如水流离。若病不解，当重发汗，汗多者必亡阳，阳虚不得重发汗也。（2）［原2］

凡服汤发汗，中病便止，不必尽剂也。（3）［原3］

凡云可发汗，无汤者，丸散亦可用，要以汗出为解，

然不如汤随证良验。（4）［原4］

太阳病，外证未解，脉浮弱者，当以汗解，宜**桂枝汤**。（5）［原5］

桂枝三两，去皮　芍药三两　甘草二两，炙　生姜三两，切　大枣十二枚，擘

右五味，以水七升，煮取三升，去滓，温服一升。啜粥、将息如初法。

太阳中风，阳浮而阴弱，阳浮者，热自发，阴弱者，汗自出，啬啬恶寒，淅淅恶风，翕翕发热，鼻鸣干呕者，属桂枝汤证。（6）［原25］

太阳病，头痛，发热，汗出，恶风寒者，属桂枝汤证。（7）［原24］

太阳病，发热汗出者，此为荣弱卫强，故使汗出，欲救邪风，属桂枝汤证。（8）［原26］

病常自汗出者，此为荣气和，荣气和者，外不谐，以卫气不共荣气谐和故尔，以荣行脉中，卫行脉外，复发其汗，荣卫和则愈，属桂枝汤证。（9）［原11］

病人藏无他病，时发热自汗出而不愈者，此卫气不和也，先其时发汗则愈，属桂枝汤证。（10）［原12］

脉浮而数者，可发汗，属桂枝汤证。一法用麻黄汤。
（11）［原6］

阳明病，脉迟，汗出多，微恶寒者，表未解也，可发汗，属桂枝汤证。（12）［原7］

病人烦热，汗出即解，又如疟状，日晡所发热者，属阳明也。脉浮虚者，当发汗。属桂枝汤证。（13）［原10］

伤寒，不大便六七日，头痛有热者，与承气汤。其小便清者，一云大便青。知不在里，续在表也，当须发汗。若头痛者，必衄。属桂枝汤证。（14）［原21］

太阳病不解，热结膀胱，其人如狂，血自下，下者愈。其外未解者，尚未可攻，当先解其外，属桂枝汤证。（15）［原14］

太阴病，脉浮者，可发汗，属桂枝汤证。（16）［原18］

太阳病，下之后，其气上冲者，属桂枝汤证。（17）［原27］

太阳病，初服桂枝汤，反烦不解者，先刺风池、风府，却与桂枝汤则愈。（18）［原28］

下利后，身疼痛，清便自调者，急当救表，宜桂枝汤

发汗。（19）［原23］

下利腹胀满，身体疼痛者，先温其里，乃攻其表。温里宜**四逆汤**，攻表宜桂枝汤。（20）［原22］

**四逆汤方**

甘草二两，炙　干姜一两半　附子一枚，生，去皮，破八片

右三味，以水三升，煮取一升二合，去滓，分温再服。强人可大附子一枚、干姜三两。

太阳病，下之微喘者，表未解也，宜**桂枝加厚朴杏子汤**。（21）［原15］

桂枝三两，去皮　芍药三两　生姜三两，切　甘草二两，炙厚朴二两，炙，去皮　杏仁五十个，去皮尖　大枣十二枚，擘

右七味，以水七升，煮取三升，去滓，温服一升。

太阳病，项背强几几，反汗出恶风者，宜**桂枝加葛根汤**。（22）［原30］

葛根四两　麻黄三两，去节　甘草二两，炙　芍药三两　桂枝二两　生姜三两　大枣十二枚，擘

右七味，以水一斗，煮麻黄、葛根，减二升，去上沫，内诸药，煮取三升，去滓。温服一升，覆取微似汗，不须啜粥助药力，余将息依桂枝法。注见第二卷中。

太阳病，项背强几几，无汗恶风者，属葛根汤证。

（23）［原31］

太阳与阳明合病，必自下利，不呕者，属葛根汤证。

（24）［原32］

太阳与阳明合病，不下利，但呕者，**宜葛根加半夏汤**。（25）［原33］

葛根四两　半夏半升，洗　大枣十二枚，擘　桂枝去皮，二两　芍药二两　甘草二两，炙　麻黄三两，去节　生姜三两

右八味，以水一斗，先煮葛根、麻黄，减二升，去上沫，内诸药，煮取三升，去滓，温服一升，覆取微似汗。

脉浮而紧，浮则为风，紧则为寒。风则伤卫，寒则伤荣。荣卫俱病，骨节烦疼，可发其汗，**宜麻黄汤**。（26）［原13］

麻黄三两，去节　桂枝二两　甘草一两，炙　杏仁七十个，去皮尖

右四味，以水八升，先煮麻黄，减二升，去上沫，内诸药，煮取二升半，去滓，温服八合。温覆取微似汗，不须啜粥。余如桂枝法将息。

太阳病，头痛发热，身疼腰痛，骨节疼痛，恶风，无汗而喘者，属麻黄汤证。（27）（原35）

伤寒，脉浮紧，不发汗，因致衄者，属麻黄汤证。（28）［原16］

太阳病，脉浮紧，无汗，发热，身疼痛，八九日不解，表证仍在，当复发汗。服汤已，微除，其人发烦目瞑，剧者必衄，衄乃解。所以然者，阳气重故也。属麻黄汤证。（29）［原19］

太阳与阳明合病，喘而胸满者，不可下，属麻黄汤证。（30）［原36］

脉浮者，病在表，可发汗，属麻黄汤证。一法用桂枝汤。（31）［原20］

阳明病，脉浮，无汗而喘者，发汗则愈，属麻黄汤证。（32）［原17］

伤寒表不解，心下有水气，干呕，发热而欬，或渴，或利，或噎，或小便不利、少腹满，或喘者，宜**小青龙汤**。（33）［原41］

麻黄二两，去节　芍药二两　桂枝二两，去皮　甘草二两，炙　细辛二两　五味子半升　半夏半升，洗　干姜三两

右八味，以水一斗，先煮麻黄，减二升，去上沫，内诸药，煮取三升，去滓，温服一升。若渴，去半夏，加栝

楼根三两。若微利，去麻黄，加荛花，如一鸡子，熬令赤色。若噎，去麻黄，加附子一枚，炮。若小便不利、少腹满，去麻黄，加茯苓四两。若喘，去麻黄，加杏仁半升，去皮尖。且荛花不治利。麻黄主喘。今此语反之。疑非仲景意。注见第三卷中。

伤寒，心下有水气，欬而微喘，发热不渴。服汤已渴者，此寒去欲解也。属小青龙汤证。（34）［原42］

太阳中风，脉浮紧，发热恶寒，身疼痛，不汗出而烦躁者，**大青龙汤**主之。若脉微弱，汗出恶风者，不可服之。服之则厥逆，筋惕肉𣇵，此为逆也。大青龙汤方。（35）［原37］

麻黄六两，去节　桂枝二两，去皮　杏仁四十枚，去皮尖　甘草二两，炙　石膏如鸡子大，碎　生姜三两，切　大枣十二枚，擘

右七味，以水九升，先煮麻黄，减二升，去上沫，内诸药，煮取三升，温服一升，覆取微似汗。汗出多者，温粉粉之。一服汗者，勿更服。若复服，汗出多者，亡阳，遂一作逆虚，恶风，烦躁，不得眠也。

伤寒，脉浮缓，身不疼，但重，乍有轻时，无少阴证者，可与大青龙汤发之。（36）［原40］

脉浮，小便不利，微热消渴者，与**五苓散**，利小便，

发汗。（37）［原47］

猪苓十八铢，去皮　茯苓十八铢　白术十八铢　泽泻一两六铢　桂枝半两，去皮

右五味，捣为散，以白饮和，服方寸匕，日三服。多饮暖水，汗出愈。

夫病脉浮大，问病者，言但便鞕耳。设利者，为大逆。鞕为实，汗出而解。何以故？脉浮当以汗解。（38）［原8］

太阳病，桂枝证，医反下之，利遂不止，脉促者，表未解也。喘而汗出者，宜**葛根黄芩黄连汤**。促作纵。（39）［原34］

葛根八两　黄连三两　黄芩三两　甘草二两，炙

右四味，以水八升，先煮葛根，减二升，内诸药，煮取二升，去滓，分温再服。

烧针令其汗，针处被寒，核起而赤者，必发奔豚。气从少腹上撞心者，灸其核上各一壮，与**桂枝加桂汤**。（40）［原29］

桂枝五两，去皮　甘草二两，炙　大枣十二枚，擘　芍药三两　生姜三两，切

右五味，以水七升，煮取三升，去滓，温服一升。本云

桂枝汤，今加桂，满五两。所以加桂者，以能泄奔豚气也。

伤寒，其脉不弦紧而弱。弱者必渴，被火必谵语。弱者发热脉浮，解之当汗出愈。（41）［原9］

阳明中风，脉弦浮大而短气，腹都满，胁下及心痛，久按之气不通，鼻干不得汗，嗜卧，一身及目悉黄，小便难，有潮热，时时哕，耳前后肿，刺之小差，外不解，过十日，脉续浮者，与**小柴胡汤**。脉但浮，无余证者，与麻黄汤。不溺，腹满加哕者不治。（42）［原38］

**小柴胡汤方**

柴胡八两　黄芩三两　人参三两　甘草三两，炙　生姜三两，切　半夏半升，洗　大枣十二枚，擘

右七味，以水一斗二升，煮取六升，去滓，再煎取三升。温服一升，日三服。

太阳病，十日以去，脉浮而细，嗜卧者，外已解也。设胸满胁痛者，与小柴胡汤。脉但浮者，与麻黄汤。（43）［原39］

中风，往来寒热，伤寒五六日以后，胸胁苦满，嘿嘿不欲饮食，烦心喜呕，或胸中烦而不呕，或渴，或腹中痛，或胁下痞鞕，或心下悸、小便不利，或不渴、身有微热，或欬者，属小柴胡汤证。（44）［原43］

伤寒四五日，身热恶风，颈项强，胁下满，手足温而渴者，属小柴胡汤证。（45）［原44］

伤寒六七日，发热，微恶寒，支节烦痛，微呕，心下支结，外证未去者，**柴胡桂枝汤**主之。（46）［原45］

柴胡四两　黄芩一两半　人参一两半　桂枝一两半，去皮生姜一两半，切　半夏二合半，洗　芍药一两半　大枣六枚，擘甘草一两，炙

右九味，以水六升，煮取三升，去滓，温服一升，日三服。本云人参汤，作如桂枝法，加半夏柴胡黄芩，如柴胡法。今著人参，作半剂。

少阴病，得之二三日，**麻黄附子甘草汤**微发汗，以二三日无里证，故微发汗也。（47）［原46］

麻黄二两，去根节　甘草二两，炙　附子一枚，炮，去皮，破八片

右三味，以水七升，先煮麻黄一二沸，去上沫，内诸药，煮取二升半，去滓，温服八合，日三服。

辨可发汗病脉证并治条文编次说明：

第1条至第4条为第一节，论述发汗法的注意事项：春夏宜汗；汗不可大出；汗出即可，不必尽剂；也可用丸药发汗。

第5条至第20条为第二节，论述宜用桂枝汤发汗的各种

情况。

第21条、第22条为第三节，论述宜桂枝加厚朴杏子汤发汗的情况；宜桂枝加葛根汤发汗的情况。

第23条至第25条为第四节，论述宜葛根汤及葛根加半夏汤发汗的情况。

第26条至第32条为第五节，论述宜麻黄汤发汗的情况。

第33条至第36条为第六节，论述宜小青龙汤及大青龙汤发汗的情况。

第37条至第39条为第七节，论述有水气内停用五苓散利小便、发汗的情况；脉浮大，又有大便硬，当发汗的情况；用葛根黄芩黄连汤治疗利不止又兼有表证的情况。

第40条、第41条为第八节，论述经烧针或火攻后当发汗的情况。

第42条至第46条为第九节，论述以小柴胡汤及柴胡桂枝汤发汗的情况。

第47条为第十节，论述用麻黄附子甘草汤发汗的情况。

# 伤寒论卷第八

## 辨发汗后病脉证并治第十七

太阳病，初服桂枝汤，反烦不解者，先刺风池风府，却与**桂枝汤**则愈。（1）［原10］

桂枝三两，去皮　芍药三两　生姜三两，切　甘草二两，炙　大枣十二枚，擘

右五味，以水七升，煮取三升，去滓，温服一升。须臾，啜热稀粥一升，以助药力。

伤寒发汗已解，半日许复烦，脉浮数者，可更发汗，属桂枝汤证。（2）［原15］

太阳病，发汗，遂漏不止，其人恶风，小便难，四肢微急，难以屈伸者，**属桂枝加附子汤**。（3）［原9］

桂枝三两，去皮　芍药三两　甘草二两，炙　生姜三两，切　大枣十二枚，擘　附子一枚，炮

右六味，以水七升，煮取三升，去滓，温服一升。本

云桂枝汤，今加附子。

太阳病，脉浮紧，无汗，发热，身疼痛，八九日不解，表证仍在，此当复发汗。服汤已，微除，其人发烦目瞑，剧者必衄，衄乃解。所以然者，阳气重故也，宜**麻黄汤**。（4）［原14］

麻黄三两，去节　桂枝二两，去皮　甘草一两，炙　杏仁七十个，去皮尖

右四味，以水九升，先煮麻黄，减二升，去上沫，内诸药，煮取二升半，去滓，温服八合。覆取微似汗，不须啜粥。

服桂枝汤，大汗出，脉洪大者，与桂枝汤如前法。若形似疟，一日再发者，汗出必解，属**桂枝二麻黄一汤**。（5）［原11］

桂枝一两十七铢　芍药一两六铢　麻黄十六铢，去节　生姜一两六铢　杏仁十六个，去皮尖　甘草一两二铢，炙　大枣五枚，擘

右七味，以水五升，先煮麻黄一二沸，去上沫，内诸药，煮取二升，去滓，温服一升，日再服。本云桂枝汤二分，麻黄汤一分，合为二升，分再服。今合为一方。

服桂枝汤，大汗出后，大烦渴不解，脉洪大者，属**白虎加人参汤**。（6）［原12］

知母六两　石膏一斤，碎，绵裹　甘草二两，炙　粳米六合
人参二两

右五味，以水一斗，煮米熟汤成，去滓，温服一升，
日三服。

二阳并病，太阳初得病时，发其汗，汗先出不彻，因
转属阳明，续自微汗出，不恶寒。若太阳病证不罢者，不
可下，下之为逆，如此可小发汗。设面色缘缘正赤者，阳
气怫郁在表，当解之熏之。若发汗不彻，不足言，阳气怫
郁不得越，当汗不汗，其人烦躁，不知痛处，乍在腹中，
乍在四肢，按之不可得，其人短气，但坐以汗出不彻故
也，更发汗则愈。何以知汗出不彻，以脉涩故知也。（7）
［原1］

太阳病发汗，汗出不解，其人仍发热，心下悸，头
眩，身瞤动，振振欲擗一作僻。地者，属**真武汤**。（8）
［原26］

茯苓三两　芍药三两　生姜三两，切　附子一枚，炮，去
皮，破八片　白术二两

右五味，以水八升，煮取三升，去滓，温服七合，日
三服。

太阳病，发汗后，大汗出，胃中干，烦躁不得眠，欲

得饮水者，少少与饮之，令胃气和则愈。若脉浮，小便不利，微热消渴者，属**五苓散**。（9）［原23］

猪苓十八铢，去皮　泽泻一两六铢　白术十八铢　茯苓十八铢　桂枝半两，去皮

右五味，捣为散，以白饮和服方寸匕，日三服。多饮暖水，汗出愈。

发汗已，脉浮数，烦渴者，属五苓散证。（10）［原24］

伤寒，汗出而渴者，宜五苓散。不渴者，属**茯苓甘草汤**。（11）［原25］

茯苓二两　桂枝二两　甘草一两，炙　生姜一两

右四味，以水四升，煮取二升，去滓，分温三服。

伤寒，汗出解之后，胃中不和，心下痞鞕，干噫食臭，胁下有水气，腹中雷鸣，下利者，属**生姜泻心汤**。（12）［原27］

生姜四两　甘草三两，炙　人参三两　干姜一两　黄芩三两　半夏半升，洗　黄连一两　大枣十二枚，擘

右八味，以水一斗，煮取六升，去滓，再煎取三升，温服一升，日三服。生姜泻心汤。本云理中人参黄芩汤，去桂枝、术，加黄连，并泻肝法。

病人有寒，复发汗，胃中冷，必吐蛔。（13）［原8］

发汗后，水药不得入口为逆，若更发汗，必吐下不止。（14）［原4］

发汗后，饮水多必喘，以水灌之亦喘。（15）［原3］

发汗后，不可更行桂枝汤，汗出而喘，无大热者，可与**麻黄杏子甘草石膏汤**。（16）［原17］

麻黄四两，去节　杏仁五十个，去皮尖　甘草二两，炙　石膏半斤，碎

右四味，以水七升，先煮麻黄，减二升，去上沫，内诸药，煮取二升，去滓，温服一升。本云黄耳杯。

伤寒，脉浮，自汗出，小便数，心烦，微恶寒，脚挛急，反与桂枝欲攻其表，此误也。得之便厥，咽中干，烦躁，吐逆者，作**甘草干姜汤**与之，以复其阳。若厥愈足温者，更作**芍药甘草汤**与之，其脚即伸。若胃气不和，谵语者，少与**调胃承气汤**。若重发汗，复加烧针者，与**四逆汤**。（17）［原13］

**甘草干姜汤方**

甘草四两，炙　干姜二两

右二味，以水三升，煮取一升五合，去滓，分温再服。

**芍药甘草汤方**

白芍药四两　甘草四两，炙

右二味，以水三升，煮取一升五合，去滓，分温再服。

**调胃承气汤方**

大黄四两，去皮，清酒洗　甘草二两，炙　芒消半升

右三味，以水三升，煮取一升，去滓，内芒消，更上微火，煮令沸，少少温服之。

**四逆汤方**

甘草二两，炙　干姜一两半　附子一枚，生用，去皮，破八片

右三味，以水三升，煮取一升二合，去滓，分温再服。强人可大附子一枚、干姜三两。

大汗出，热不去，内拘急，四肢疼，又下利厥逆而恶寒者，属四逆汤证。（18）［原31］

发汗多，亡阳谵语者，不可下，与**柴胡桂枝汤**，和其荣卫，以通津液，后自愈。（19）［原33］

柴胡四两　桂枝一两半，去皮　黄芩一两半　芍药一两半　生姜一两半　大枣六个，擘　人参一两半　半夏二合半，洗　甘草一两，炙

右九味，以水六升，煮取三升，去滓，温服一升，日三服。

发汗多，若重发汗者，亡其阳，谵语。脉短者死，脉自和者不死。（20）［原6］

未持脉时，病人叉手自冒心，师因教试令欬，而不即欬者，此必两耳聋无闻也。所以然者，以重发汗，虚，故如此。（21）［原2］

发汗过多，其人叉手自冒心，心下悸，欲得按者，属**桂枝甘草汤**。（22）［原18］

桂枝二两，去皮　甘草二两，炙

右二味，以水三升，煮取一升，去滓，顿服。

发汗后，其人脐下悸者，欲作奔豚，属**茯苓桂枝甘草大枣汤**。（23）［原19］

茯苓半斤　桂枝四两，去皮　甘草一两，炙　大枣十五枚，擘

右四味，以甘烂水一斗，先煮茯苓，减二升，内诸药，煮取三升，去滓，温服一升，日三服。

作甘烂水法：取水二斗。置大盆内。以杓扬之。水上有珠子五六千颗相逐。取用之。

发汗后，腹胀满者，属**厚朴生姜半夏甘草人参汤**。（24）［原20］

厚朴半斤，炙　生姜半斤　半夏半升，洗　甘草二两，炙　人参一两

右五味，以水一斗，煮取三升，去滓，温服一升，日三服。

发汗后，身疼痛，脉沉迟者，**属桂枝加芍药生姜各一两人参三两新加汤**。（25）［原16］

桂枝三两，去皮　芍药四两　生姜四两　甘草二两，炙　人参三两　大枣十二枚，擘

右六味，以水一斗二升，煮取三升，去滓，温服一升。本云桂枝汤，今加芍药、生姜、人参。

发汗，病不解，反恶寒者，虚故也，**属芍药甘草附子汤**。（26）［原21］

芍药三两　甘草三两　附子一枚，炮，去皮，破六片

右三味，以水三升，煮取一升二合，去滓，分温三服。疑非仲景方。

发汗后，恶寒者，虚故也。不恶寒，但热者，实也，当和胃气，属调胃承气汤证。一法用小承气汤。（27）［原22］

太阳病三日，发汗不解，蒸蒸发热者，属胃也，属调胃承气汤证。（28）［原30］

发汗后不解，腹满痛者，急下之，宜**大承气汤**。（29）［原32］

大黄四两，酒洗　厚朴半斤，炙　枳实五枚，炙　芒消三合

右四味，以水一斗，先煮二物，取五升，内大黄，更煮取二升，去滓，内芒消，更一二沸，分再服，得利者，

止后服。

　　阳明病，本自汗出，医更重发汗，病已差，尚微烦不了了者，必大便鞕故也。以亡津液，胃中干燥，故令大便鞕。当问小便日几行，若本小便日三四行，今日再行，故知大便不久出。今为小便数少，以津液当还入胃中，故知不久必大便也。（30）［原5］

　　阳明病，自汗出，若发汗，小便自利者，此为津液内竭，虽鞕不可攻之，须自欲大便，宜蜜煎导而通之。若土瓜根及大猪胆汁，皆可为导。（31）［原29］

**蜜煎方**

食蜜七合

　　右一味，于铜器内，微火煎，当须凝如饴状，搅之勿令焦著，欲可丸，并手捻作挺，令头锐，大如指许，长二寸。当热时急作，冷则鞕。以内谷道中，以手急抱，欲大便时，乃去之。疑非仲景意，已试甚良。

　　又大猪胆一枚，泻汁，和少许法醋，以灌谷道内，如一食顷，当大便出宿食恶物，甚效。

　　伤寒发汗已，身目为黄，所以然者，以寒湿一作温。在里不解故也。以为不可下也，于寒湿中求之。（32）［原7］

伤寒发热，汗出不解，心中痞鞕，呕吐而下利者，属**大柴胡汤**。（33）［原28］

柴胡半斤　黄芩三两　芍药三两　半夏半升，洗　生姜五两，切　枳实四枚，炙　大枣十二枚，擘　大黄三两

右八味，以水一斗二升，煮取六升，去滓，内大黄，再煎取三升，温服一升，日三服。一方加大黄二两，若不加，恐不名大柴胡汤。

辨发汗后病脉证并治条文编次说明：

第1条至第5条为第一节，论述发汗后病仍在太阳的几种证治情况。

第6条、第7条为第二节，论述发汗后成为白虎加人参汤证及二阳并病的情况。

第8条至第12条为第三节，论述发汗后形成水气病的几种情况。

第13条、第14条为第四节，论述发汗后形成吐的情况。

第15条、第16条为第五节，论述发汗后形成喘的情况。

第17条为第六节，论述发汗后可形成虚证、实证等多种情况。

第18至第26条为第七节，论述发汗后形成的各种虚证。

第27至第32条为第八节，论述发汗后形成的各种阳明病证。

第33条为第九节，论述发汗后形成大柴胡汤证。

# 辨不可吐第十八

太阳病，当恶寒发热，今自汗出，反不恶寒发热，关上脉细数者，以医吐之过也。若得病一二日吐之者，腹中饥，口不能食。三四日吐之者，不喜糜粥，欲食冷食，朝食暮吐。以医吐之所致也，此为小逆。（1）〔原1〕

太阳病吐之，但太阳病当恶寒，今反不恶寒，不欲近衣者，此为吐之内烦也。（2）〔原2〕

少阴病，饮食入口则吐，心中温温欲吐，复不能吐。始得之，手足寒，脉弦迟者，此胸中实，不可下也。若膈上有寒饮，干呕者，不可吐也，当温之。（3）〔原3〕

诸四逆厥者，不可吐之，虚家亦然。（4）〔原4〕

辨不可吐条文编次说明：

第1条、第2条为第一节，论述太阳病误吐后的两种表现。

第3条、第4条为第二节，论述两种不可吐的情况。

# 辨可吐第十九

大法，春宜吐。（1）［原1］

凡用吐汤，中病便止，不必尽剂也。（2）［原2］

宿食在上管者，当吐之。（3）［原6］

病手足逆冷，脉乍结，以客气在胸中，心下满而烦，欲食不能食者，病在胸中，当吐之。（4）［原7］

病胸上诸实，一作寒。胸中郁郁而痛，不能食，欲使人按之，而反有涎唾，下利日十余行，其脉反迟，寸口脉微滑，此可吐之。吐之，利则止。（5）［原4］

病如桂枝证，头不痛，项不强，寸脉微浮，胸中痞鞭，气上撞咽喉不得息者，此为有寒，当吐之。一云此以内有久痰，宜吐之。（6）［原3］

少阴病，饮食入口则吐，心中温温欲吐，复不能吐

者，宜吐之。（7）［原5］

辨可吐条文编次说明：

第1条、第2条为第一节，论述吐法所宜、所不宜。

第3条至第7条为第二节，论述宿食、客气、实邪、痰实等滞于胃脘上部、胸中、食道等处，可用吐法。

# 伤寒论卷第九

## 辨不可下病脉证并治第二十

咽中闭塞，不可下，下之则上轻下重，水浆不下，卧则欲蜷，身急痛，下利日数十行。（1）[原3]

动气在右，不可下，下之则津液内竭，咽燥鼻干，头眩心悸也。

动气在左，不可下，下之则腹内拘急，食不下，动气更剧，虽有身热，卧则欲蜷。

动气在上，不可下，下之则掌握热烦，身上浮冷，热汗自泄，欲得水自灌。

动气在下，不可下，下之则腹胀满，卒起头眩，食则下清谷，心下痞也。（2）[原2]

诸外实者，不可下，下之则发微热。亡脉厥者，当齐握热。（3）[原4]

诸虚者，不可下，下之则大渴。求水者易愈，恶水者

剧。（4）［原5］

脉数者，久数不止。止则邪结，正气不能复，正气却结于藏，故邪气浮之，与皮毛相得。脉数者，不可下，下之必烦，利不止。（5）［原12］

脉浮而大，心下反鞕，有热，属藏者，攻之，不令发汗。属府者，不令溲数。溲数则大便鞕，汗多则热愈，汗少则便难，脉迟尚未可攻。（6）［原15］

脉浮而大，浮为气实，大为血虚。血虚为无阴，孤阳独下阴部者，小便当赤而难，胞中当虚。今反小便利，而大汗出，法应卫家当微，今反更实，津液四射，荣竭血尽，干烦而不眠，血薄肉消，而成暴—云黑。液。医复以毒药攻其胃，此为重虚，客阳去有期，必下如汗泥而死。（7）［原9］

脉浮大，应发汗，医反下之，此为大逆也。（8）［原14］

脉濡而紧，濡则卫气微，紧则荣中寒。阳微卫中风，发热而恶寒，荣紧胃气冷，微呕心内烦。医谓有大热，解肌而发汗，亡阳虚烦躁，心下苦痞坚，表里俱虚竭，卒起而头眩，客热在皮肤，怅怏不得眠。不知胃气冷，紧寒在关元，技巧无所施，汲水灌其身。客热应时罢，栗栗而振寒，重被而覆之，汗出而冒巅。体惕而又振，小便为微难，寒气因水发，清谷不容间。呕变反肠出，颠倒不得安，手足为微逆，身冷而内烦。迟欲从后救，安可复追还。（9）［原8］

脉濡而弱，弱反在关，濡反在巅，浮反在上，数反在下。浮为阳虚，数为无血。浮为虚，数生热。浮为虚，自汗出而恶寒；数为痛，振而寒栗。微弱在关，胸下为急，喘汗而不得呼吸。呼吸之中，痛在于胁，振寒相搏，形如疟状。医反下之，故令脉数发热，狂走见鬼，心下为痞，小便淋漓，少腹甚鞕，小便则尿血也。（10）［原7］

脉濡而弱，弱反在关，濡反在巅，微反在上，涩反在下。微则阳气不足，涩则无血，阳气反微，中风汗出，而反躁烦；涩则无血，厥而且寒。阳微则不可下，下之则心下痞鞕。（11）［原1］

脉濡而弱，弱反在关，濡反在巅，弦反在上，微反在下。弦为阳运，微为阴寒，上实下虚，意欲得温。微弦为虚，虚者不可下也。微则为欬，欬则吐涎，下之则欬止，而利因不休。利不休，则胸中如虫啮，粥入则出，小便不利，两胁拘急，喘息为难，颈背相引，臂则不仁。极寒反

汗出，身冷若冰，眼睛不慧，语言不休，而谷气多入，此为除中，亦云消中。口虽欲言，舌不得前。（12）［原6］

趺阳脉迟而缓，胃气如经也。趺阳脉浮而数，浮则伤胃，数则动脾，此非本病，医特下之所为也。荣卫内陷，其数先微，脉反但浮，其人必大便鞕，气噫而除。何以言之？本以数脉动脾，其数先微，故知脾气不治，大便鞕，气噫而除。今脉反浮，其数改微，邪气独留，心中则饥，邪热不杀谷，潮热发渴，数脉当迟缓，脉因前后度数如法，病者则饥。数脉不时，则生恶疮也。（13）［原11］

脉浮而紧，浮则为风，紧则为寒。风则伤卫，寒则伤荣。荣卫俱病，骨节烦疼，当发其汗，而不可下也。（14）［原10］

伤寒，脉阴阳俱紧，恶寒发热，则脉欲厥。厥者，脉初来大，渐渐小，更来渐大，是其候也。如此者恶寒，甚者翕翕汗出，喉中痛。若热多者，目赤脉多，睛不慧。医复发之，咽中则伤。若复下之，则两目闭。寒多便清谷，热多便脓血。若熏之，则身发黄。若熨之，则咽燥。若小便利者，可救之。若小便难者，为危殆。（15）［原33］

伤寒发热，口中勃勃气出，头痛目黄，衄不可制，贪水者，必呕，恶水者厥。若下之，咽中生疮。假令手足温者，必下重，便脓血。头痛目黄者，若下之，则目闭。贪水者，若下之，其脉必厥，其声嘤，咽喉塞。若发汗，则战栗，阴阳俱虚。恶水者，若下之，则里冷，不嗜食，大便完谷出。若发汗，则口中伤，舌上白胎，烦躁。脉数实，不大便六七日，后必便血。若发汗，则小便自利也。（16）［原34］

伤寒发热，头痛，微汗出，发汗则不识人。熏之则喘，不得小便，心腹满。下之则短气，小便难，头痛背强。加温针则衄。（17）［原32］

夫病阳多者热，下之则鞕。（18）［原25］

病欲吐者，不可下。（19）［原21］

太阳病，有外证未解，不可下，下之为逆。（20）［原22］

二阳并病，太阳初得病时，而发其汗，汗先出不彻，因转属阳明，续自微汗出，不恶寒。若太阳证不罢者，不可下，下之为逆。（21）［原16］

太阳与阳明合病，喘而胸满者，不可下。（22）［原18］

太阳与少阳合病者，心下鞕，颈项强而眩者，不可

下。（23）［原19］

结胸证，脉浮大者，不可下，下之即死。（24）［原17］

病发于阳而反下之，热入因作结胸。病发于阴而反下之，因作痞。（25）［原23］

病脉浮而紧，而复下之，紧反入里，则作痞。（26）［原24］

伤寒中风，医反下之，其人下利日数十行，谷不化，腹中雷鸣，心下痞鞭而满，干呕，心烦不得安。医见心下痞，谓病不尽，复下之，其痞益甚。此非结热，但以胃中虚，客气上逆，故使鞭也，属**甘草泻心汤**。（27）［原39］

甘草四两，炙　黄芩三两　干姜三两　半夏半升，洗　大枣十二枚，擘　黄连一两

右六味，以水一斗，煮取六升，去滓，再煎取三升，温服一升，日三服。有人参，见第四卷中。

无阳阴强，大便鞭者，下之必清谷腹满。（28）［原27］

藏结无阳证，不往来寒热，其人反静，舌上胎滑者，不可攻也。（29）［原36］

本虚，攻其热必哕。（30）［原26］

阳明病，自汗出，若发汗，小便自利者，此为津液内竭，虽鞭不可攻之，须自欲大便，宜**蜜煎**导而通之。若土瓜根及猪胆汁，皆可为导。（31）［原43］

食蜜七合

右一味，于铜器内，微火煎，当须凝如饴状，搅之勿令焦著，欲可丸，并手捻作挺，令头锐，大如指，长二寸许。当热时急作，冷则鞭。以内谷道中，以手急抱，欲大便时乃去之。疑非仲景意，已试甚良。又大猪胆一枚，泻汁，和少许法醋，以灌谷道内，如一食顷，当大便出宿食恶物，甚效。

伤寒呕多，虽有阳明证，不可攻之。（32）［原37］

阳明病，身合色赤，不可攻之，必发热色黄者，小便不利也。（33）［原41］

阳明病，心下鞭满者，不可攻之。攻之，利遂不止者死，利止者愈。（34）［原42］

阳明病，潮热，大便微鞭者，可与**大承气汤**，不鞭者不可与之。若不大便六七日，恐有燥屎，欲知之法，少与**小承气汤**，汤入腹中，转失气者，此有燥屎也，乃可攻之。若不转失气者，此但初头鞭，后必溏，不可攻之，攻之必胀满不能食也，欲饮水者，与水则哕。其后发热者，

大便必复鞭而少也，宜小承气汤和之。不转失气者，慎不可攻也。大承气汤。（35）[原38]

大黄四两　厚朴八两，炙　枳实五枚，炙　芒消三合

右四味，以水一斗，先煮二味，取五升，下大黄，煮取二升，去滓，下芒消，再煮一二沸，分二服，利则止后服。

### 小承气汤方

大黄四两，酒洗　厚朴二两，炙，去皮　枳实三枚，炙

右三味，以水四升，煮取一升二合，去滓，分温再服。

得病二三日，脉弱，无太阳柴胡证，烦躁，心下痞。至四日，虽能食，以承气汤，少少与，微和之，令小安。至六日，与承气汤一升。若不大便六七日，小便少，虽不大便，但头鞭，后必溏，未定成鞭，攻之必溏。须小便利，屎定鞭，乃可攻之。（36）[原35]

太阴之为病，腹满而吐，食不下，自利益甚，时腹自痛。下之，必胸下结鞭。（37）[原28]

少阴病，脉微，不可发汗，亡阳故也。阳已虚，尺中弱涩者，复不可下之。（38）[原13]

少阴病，饮食入口则吐，心中温温欲吐，复不能吐。始得之，手足寒，脉弦迟者，此胸中实，不可下也。（39）[原30]

厥阴之为病，消渴，气上撞心，心中疼热，饥而不欲食，食则吐蛔，下之利不止。（40）［原29］

诸四逆厥者，不可下之，虚家亦然。（41）［原20］

伤寒五六日，不结胸，腹濡，脉虚复厥者，不可下，此亡血，下之死。（42）［原31］

下利脉大者，虚也，以强下之故也。设脉浮革，因尔肠鸣者，属当归四逆汤。（43）［原40］

当归三两　桂枝三两，去皮　细辛三两　甘草二两，炙　通草二两　芍药三两　大枣二十五枚，擘

右七味，以水八升，煮取三升，去滓，温服一升半，日三服。

辨不可下病脉证并治条文编次说明：

第1条至第4条为第一节，论述在上的咽中闭塞、在下的腹中动气、诸外实证、诸虚证，均不可攻下。

第5条至第14条为第二节，从脉象上论述各种不可攻下之证。

第15条至第17条为第三节，论伤寒不可攻下之证。

第18条、第19条为第四节，论病阳热外盛者，或病在上而欲吐者，不可攻下。

第20条至第23条为第五节，论太阳表证不解，不可攻下；太阳与阳明并病，如果太阳证不罢，不可攻下；太阳与阳明合病，不可攻下；太阳与少阳合病，不可攻下。

第24条、第25条为第六节，论述结胸，正气大虚而脉浮大者不可攻下；因误下而成结胸、成痞证。

第26条、第27条为第七节，论述攻下后形成痞证。

第28条、第29条为第八节，阴寒内盛阳气衰少的大便硬不可攻下；脏结不可攻下。

第30条至第36条为第九节，论述阳明病中的各种不可攻下证。

第37条至第43条为第十节，论述太阴病、少阴病以及厥阴病的各种不可攻下证。


## 辨可下病脉证并治第二十一

大法，秋宜下。（1）〔原1〕

凡可下者，用汤胜丸散，中病便止，不必尽剂也。（2）〔原2〕

太阳病不解，热结膀胱，其人如狂，血自下，下者愈。其外未解者，尚未可攻，当先解其外，外解已，但少

腹急结者，乃可攻之，宜**桃核承气汤**。（3）［原33］

桃仁五十枚，去皮尖　　大黄四两　　甘草二两，炙　　芒消二两
桂枝二两，去皮

右五味，以水七升，煮四物，取二升半，去滓，内芒消，更上火煎微沸，先食温服五合，日三服。当微利。

伤寒有热，少腹满，应小便不利，今反利者，为有血也，当下之，宜**抵当丸**。（4）［原24］

大黄三两　　桃仁二十五个，去皮尖　　虻虫去翅足，熬　　水蛭
各二十个，熬

右四味，捣筛，为四丸，以水一升，煮一丸，取七合服之，晬时当下血，若不下者，更服。

太阳病六七日，表证仍在，脉微而沉，反不结胸，其人发狂者，以热在下焦，少腹当鞕满，而小便自利者，下血乃愈。所以然者，以太阳随经，瘀热在里故也，宜下之，以**抵当汤**。（5）［原22］

水蛭三十枚，熬　　桃仁二十枚，去皮尖　　虻虫三十枚，去翅
足，熬　　大黄三两，去皮，破六片

右四味，以水五升，煮取三升，去滓，温服一升。不下者，更服。

太阳病，身黄，脉沉结，少腹鞕满，小便不利者，为

无血也。小便自利，其人如狂者，血证谛，属抵当汤证。
（6）［原23］

阳明证，其人喜忘者，必有蓄血。所以然者，本有久
瘀血，故令喜忘。屎虽鞕，大便反易，其色必黑，宜抵当
汤下之。（7）［原26］

太阳病中风，下利呕逆，表解者，乃可攻之。其人漐
漐汗出，发作有时，头痛，心下痞鞕满，引胁下痛，干呕
则短气，汗出不恶寒者，此表解里未和也，属**十枣汤**。
（8）［原32］

芫花熬赤　甘遂　大戟各等分

右三味，各异捣筛，称已，合治之，以水一升半，煮
大肥枣十枚，取八合，去枣，内药末，强人服重一钱匕，
羸人半钱，温服之，平旦服。若下少，病不除者，明日更
服，加半钱。得快下利后，糜粥自养。

结胸者，项亦强，如柔痉状，下之则和。结胸门用大陷
胸丸。（9）［原20］

但结胸，无大热者，以水结在胸胁也，但头微汗出
者，属**大陷胸汤**。（10）［原37］

大黄六两　芒消一升　甘遂末一钱匕

右三味，以水六升，先煮大黄取二升，去滓，内芒

消，更煮一二沸，内甘遂末，温服一升。

伤寒六七日，结胸热实，脉沉而紧，心下痛，按之石鞭者，属大陷胸汤证。（11）［原38］

阳明病，发热汗出者，此为热越，不能发黄也。但头汗出，身无汗，剂颈而还，小便不利，渴引水浆者，以瘀热在里，身必发黄，宜下之，以**茵陈蒿汤**。（12）［原25］

茵陈蒿六两　栀子十四个，擘　大黄二两，破

右三味，以水一斗二升，先煮茵陈减六升，内二味，煮取三升，去滓，分温三服。小便当利，尿如皂荚汁状，色正赤，一宿腹减，黄从小便去也。

伤寒七八日，身黄如橘子色，小便不利，腹微满者，属茵陈蒿汤证。（13）［原34］

阳明病，发热汗多者，急下之，宜**大柴胡汤**。一法用小承气汤。（14）［原3］

柴胡八两　枳实四枚，炙　生姜五两　黄芩三两　芍药三两　大枣十二枚，擘　半夏半升，洗

右七味，以水一斗二升，煮取六升，去滓，再煎取三升，温服一升，日三服。一方云，加大黄二两，若不加，恐不成大柴胡汤。

病人无表里证，发热七八日，虽脉浮数者，可下之，宜大柴胡汤。（15）［原21］

太阳病未解，脉阴阳俱停，一作微。必先振栗汗出而解。但阴脉微一作尺脉实。者，下之而解，宜大柴胡汤。一法用调胃承气汤。（16）［原18］

伤寒后脉沉，沉者，内实也，下之解，宜大柴胡汤。（17）［原16］

伤寒十余日，热结在里，复往来寒热者，属大柴胡汤证。（18）［原36］

伤寒发热，汗出不解，心中痞鞕，呕吐而下利者，属大柴胡汤证。（19）［原35］

少阴病，得之二三日，口燥咽干者，急下之。宜**大承气汤**。（20）［原4］

大黄四两，酒洗　厚朴半斤，炙，去皮　枳实五枚，炙　芒消三合

右四味，以水一斗，先煮二物，取五升，内大黄，更煮取二升，去滓，内芒消，更上微火一两沸，分温再服。得下，余勿服。

少阴病六七日，腹满不大便者，急下之，宜大承气

汤。（21）[原5]

下利，三部脉皆平，按之心下鞕者，急下之，宜大承气汤。（22）[原7]

下利，脉反滑，当有所去，下乃愈，宜大承气汤。（23）[原14]

下利，脉迟而滑者，内实也，利未欲止，当下之，宜大承气汤。（24）[原8]

问曰：人病有宿食，何以别之？师曰：寸口脉浮而大，按之反涩，尺中亦微而涩，故知有宿食。当下之，宜大承气汤。（25）[原10]

阳明少阳合病，必下利，其脉不负者，为顺也，负者失也，互相克贼，名为负也。脉滑而数者，有宿食，当下之，宜大承气汤。（26）[原9]

下利，不欲食者，以有宿食故也，当下之，宜大承气汤。（27）[原11]

下利，差，至其年月日时复发者，以病不尽故也，当下之，宜大承气汤。（28）[原12]

二阳并病，太阳证罢，但发潮热，手足漐漐汗出，大

便难而谵语者，下之则愈，宜大承气汤。（29）［原44］

脉双弦而迟者，必心下鞕。脉大而紧者，阳中有阴也，可下之，宜大承气汤。（30）［原19］

病人小便不利，大便乍难乍易，时有微热，喘冒不能卧者，有燥屎也，属大承气汤证。（31）［原45］

阳明病，谵语有潮热，反不能食者，胃中有燥屎五六枚也。若能食者，但鞕耳，属大承气汤证。（32）［原29］

大下后，六七日不大便，烦不解，腹满痛者，此有燥屎也。所以然者，本有宿食故也，属大承气汤证。（33）［原46］

腹满不减，减不足言，当下之，宜大柴胡、大承气汤。（34）［原15］

病人烦热，汗出则解，又如疟状，日晡所发热者，属阳明也。脉实者，可下之，宜大柴胡、大承气汤。（35）［原28］

汗一作卧。出谵语者，以有燥屎在胃中，此为风也。须下者，过经乃可下之。下之若早者，语言必乱，以表虚里实故也。下之愈，宜大柴胡、大承气汤。（36）［原27］

少阴病，下利清水，色纯青，心下必痛，口干燥者，可下之，宜大柴胡、大承气汤。（37）[原6]

伤寒六七日，目中不了了，睛不和，无表里证，大便难，身微热者，此为实也。急下之，宜大承气、大柴胡汤。（38）[原17]

病腹中满痛者，此为实也，当下之，宜大承气、大柴胡汤。（39）[原13]

阳明病，不吐不下，心烦者，**属调胃承气汤**。（40）[原40]

大黄四两，酒洗　甘草二两，炙　芒消半升

右三味，以水三升，煮取一升，去滓，内芒消，更上火微煮令沸，温顿服之。

下利谵语者，有燥屎也，**属小承气汤**。（41）[原30]

大黄四两　厚朴二两，炙，去皮　枳实三枚，炙

右三味，以水四升，煮取一升二合，去滓，分温再服。若更衣者，勿服之。

阳明病，其人多汗，以津液外出，胃中燥，大便必鞕，鞕则谵语，属小承气汤证。（42）[原39]

阳明病，谵语，发潮热，脉滑而疾者，小承气汤主

之。因与承气汤一升，腹中转气者，更服一升。若不转气者，勿更与之。明日又不大便，脉反微涩者，里虚也，为难治，不可更与承气汤。（43）［原43］

阳明病，潮热，大便微鞕者，可与大承气汤，不鞕者不可与之。若不大便六七日，恐有燥屎，欲知之法，少与小承气汤，汤入腹中，转失气者，此有燥屎也，乃可攻之。若不转失气者，此但初头鞕，后必溏，不可攻之，攻之必胀满不能食也，欲饮水者，与水则哕。其后发热者，大便必复鞕而少也，宜以小承气汤和之。不转失气者，慎不可攻也。（44）［原42］

得病二三日，脉弱，无太阳、柴胡证，烦躁，心下痞。至四五日，虽能食，以承气汤，少少与，微和之，令小安。至六日，与承气汤一升。若不大便六七日，小便少者，虽不大便，但初头鞕，后必溏，此未定成鞕也，攻之必溏。须小便利，屎定鞕，乃可攻之，宜大承气汤。一云大柴胡汤。（45）［原31］

阳明病，脉迟，虽汗出不恶寒者，其身必重，短气，腹满而喘，有潮热者，此外欲解，可攻里也。手足濈然汗出者，此大便已鞕也，大承气汤主之。若汗出多，微发热恶寒者，外未解也，**桂枝汤**主之，其热不潮，未可与承气

汤。若腹大满不通者，与小承气汤，微和胃气，勿令至大泄下。（46）［原41］

### 桂枝汤方

桂枝去皮　芍药　生姜切，各三两　甘草二两，炙　大枣十二枚，擘

右五味，以水七升，煮取三升，去滓，温服一升。服汤后，饮热稀粥一升余，以助药力，取微似汗。

辨可下病脉证并治条文编次说明：

第1条至第2条为第一节，论述下法宜忌。

第3条至第7条为第二节，论述可用桃核承气汤、抵当丸、抵当汤攻下之证。

第8条为第三节，论述水饮停结，可用十枣汤攻逐水饮。

第9条至第11条为第四节，论述结胸可攻下之证。

第12条、第13条为第五节，论述阳明病湿热发黄，可用茵陈蒿汤攻下。

第14条至第19条为第六节，论述可用大柴胡汤攻下之证。

第20条至第33条为第七节，论述可用大承气汤攻下之证。

第34条至第37条为第八节，论述可用大柴胡汤大承气汤攻下之证。

第38条、第39条为第九节，论述可用大承气汤大柴胡汤攻下之证。

第40条为第十节，论述用调胃承气汤攻下之证。

第41条至第43条为第十一节，论述可用小承气汤攻下之证。

第44条至第46条为第十二节，论述小承气汤与大承气汤在临床中的鉴别使用方法。

# 伤寒论卷第十

## 辨发汗吐下后病脉证并治第二十二

太阳病，得之八九日，如疟状，发热恶寒，热多寒少，其人不呕，清便欲自可，一日二三度发。脉微缓者，为欲愈也。脉微而恶寒者，此阴阳俱虚，不可更发汗，更下，更吐也。面色反有热色者，未欲解也，以其不能得小汗出，身必痒，属**桂枝麻黄各半汤**。（1）［原24］

桂枝一两十六铢　芍药一两　生姜一两，切　甘草一两，炙　麻黄一两，去节　大枣四枚，擘　杏仁二十四个，汤浸，去皮尖及两人者

右七味，以水五升，先煮麻黄一二沸，去上沫，内诸药，煮取一升八合，去滓，温服六合。本云，桂枝汤三合，麻黄汤三合，并为六合，顿服。

太阳病，先发汗不解，而下之，脉浮者不愈。浮为在外，而反下之，故令不愈。今脉浮，故在外，当须解外则

愈，宜**桂枝汤**。（2）［原26］

桂枝三两，去皮　芍药三两　生姜三两，切　甘草二两，炙　大枣十二枚，擘

右五味，以水七升，煮取三升，去滓，温服一升。须臾，啜热稀粥一升，以助药力，取汗。

伤寒，不大便六七日，头痛有热者，与承气汤。其小便清者，一云大便青。知不在里，仍在表也，当须发汗。若头痛者，必衄。宜桂枝汤。（3）［原49］

太阳病，下之后，其气上冲者，可与桂枝汤。若不上冲者，不得与之。（4）［原44］

太阳病，下之后，脉促胸满者，属**桂枝去芍药汤**。（5）［原45］

桂枝三两，去皮　甘草二两，炙　生姜三两　大枣十二枚，擘

右四味，以水七升，煮取三升，去滓，温服一升。本云桂枝汤，今去芍药。

**若微寒者，属桂枝去芍药加附子汤。**（6）［原46］

桂枝三两，去皮　甘草二两，炙　生姜三两，切　大枣十二枚，擘　附子一枚，炮

右五味，以水七升，煮取三升，去滓，温服一升。本云桂枝汤，今去芍药，加附子。

太阳病三日，已发汗，若吐，若下，若温针，仍不解者，此为坏病，桂枝不中与之也。观其脉证，知犯何逆，随证治之。（7）［原3］

服桂枝汤，或下之，仍头项强痛，翕翕发热，无汗，心下满，微痛，小便不利者，**属桂枝去桂加茯苓白术汤**。（8）［原25］

芍药三两　甘草二两，炙　生姜三两，切　白术三两　茯苓三两　大枣十二枚，擘

右六味，以水八升，煮取三升，去滓，温服一升，小便利则愈。本云桂枝汤，今去桂枝，加茯苓、白术。

师曰：病人脉微而涩者，此为医所病也。大发其汗，又数大下之，其人亡血，病当恶寒，后乃发热，无休止时。夏月盛热，欲着复衣；冬月盛寒，欲裸其身。所以然者，阳微则恶寒，阴弱则发热。此医发其汗，使阳气微，又大下之，令阴气弱。五月之时，阳气在表，胃中虚冷，以阳气内微，不能胜冷，故欲着复衣。十一月之时，阳气在里，胃中烦热，以阴气内弱，不能胜热，故欲裸其身。又阴脉迟涩，故知亡血也。（9）［原1］

寸口脉浮大，而医反下之，此为大逆。浮则无血，大则为寒，寒气相搏，则为肠鸣。医乃不知，而反饮冷水，

令汗大出，水得寒气，冷必相搏，其人则饲。（10）〔原2〕

脉浮数者，法当汗出而愈。若下之，身重心悸者，不可发汗，当自汗出乃解。所以然者，尺中脉微，此里虚，须表里实，津液和，便自汗出愈。（11）〔原4〕

本发汗，而复下之，此为逆也，若先发汗，治不为逆。本先下之，而反汗之，为逆。若先下之，治不为逆。（12）〔原8〕

太阳病，先下而不愈，因复发汗，以此表里俱虚，其人因致冒，冒家汗出自愈。所以然者，汗出表和故也。得表和，然后复下之。（13）〔原9〕

大下之后，复发汗，小便不利者，亡津液故也。勿治之，得小便利，必自愈。（14）〔原6〕

凡病，若发汗，若吐，若下，若亡血，无津液，阴阳脉自和者，必自愈。（15）〔原5〕

吐利发汗后，脉平，小烦者，以新虚，不胜谷气故也。（16）〔原22〕

发汗，若下之后，病仍不解，烦躁者，属**茯苓四逆汤**。（17）〔原29〕

茯苓四两　　人参一两　附子一枚，生用，去皮，破八片　甘草二两，炙　干姜一两半

右五味，以水五升，煮取二升，去滓，温服七合，日三服。

下之后，复发汗，昼日烦躁不得眠，夜而安静，不呕，不渴，无表证，脉沉微，身无大热者，属**干姜附子汤**。（18）［原27］

干姜一两　　附子一枚，生用，去皮，破八片

右二味，以水三升，煮取一升，去滓，顿服。

下之后，复发汗，必振寒，脉微细，所以然者，以内外俱虚故也。（19）［原7］

大汗，若大下而厥冷者，属**四逆汤**。（20）［原43］

甘草二两，炙　干姜一两半　附子一枚，生用，去皮，破八片

右三味，以水三升，煮取一升二合，去滓，分温再服。强人可大附子一枚、干姜四两。

伤寒，医下之，续得下利清谷不止，身疼痛者，急当救里。后身疼痛，清便自调者，急当救表。救里宜四逆汤，救表宜桂枝汤。（21）［原54］

下后，不可更行桂枝汤，汗出而喘，无大热者，属**麻**

**黄杏子甘草石膏汤。**（22）［原66］

麻黄四两，去节　杏仁五十个，去皮尖　甘草二两，炙　石膏半斤，碎

右四味，以水七升，先煮麻黄，减二升，去上沫，内诸药，煮取三升，去滓，温服一升。本云，黄耳杯。

太阳病，下之微喘者，表未解故也，**属桂枝加厚朴杏子汤**。（23）［原48］

桂枝三两，去皮　芍药三两　生姜三两，切　甘草二两，炙厚朴二两，炙，去皮　大枣十二枚，擘　杏仁五十个，去皮尖

右七味，以水七升，煮取三升，去滓，温服一升。

太阳病，桂枝证，医反下之，利遂不止，脉促者，表未解也。喘而汗出者，**属葛根黄芩黄连汤**。促一作纵。（24）［原47］

葛根半斤　甘草二两，炙　黄芩三两　黄连三两

右四味，以水八升，先煮葛根，减二升，内诸药，煮取二升，去滓，温分再服。

火逆下之，因烧针烦躁者，**属桂枝甘草龙骨牡蛎汤**。（25）［原59］

桂枝一两，去皮　甘草二两，炙　龙骨二两　牡蛎二两，熬

右四味，以水五升，煮取二升半，去滓，温服八合，

日三服。

伤寒，若吐，若下后，心下逆满，气上冲胸，起则头眩，脉沉紧，发汗则动经，身为振振摇者，属**茯苓桂枝白术甘草汤**。（26）［原28］

茯苓四两　桂枝三两，去皮　白术二两　甘草二两，炙

右四味，以水六升，煮取三升，去滓，分温三服。

病人无表里证，发热七八日，脉虽浮数者，可下之。假令已下，脉数不解，今热则消谷喜饥，至六七日不大便者，有瘀血，属**抵当汤**。（27）［原69］

大黄三两，酒洗　桃仁二十枚，去皮尖　水蛭三十枚，熬　虻虫去翅足，三十枚，熬

右四味，以水五升，煮取三升，去滓，温服一升，不下更服。

发汗吐下后，虚烦不得眠，若剧者，必反覆颠倒，心中懊憹，属**栀子豉汤**。若少气者，**栀子甘草豉汤**。若呕者，**栀子生姜豉汤**。（28）［原30］

肥栀子十四枚，擘　香豉四合，绵裹

右二味，以水四升，先煮栀子，得二升半，内豉，煮取一升半，去滓，分为二服，温进一服。得吐者，止后服。

**栀子甘草豉汤方**

肥栀子十四个，擘　甘草二两，炙　香豉四合，绵裹

右三味，以水四升，先煮二味，取二升半，内豉，煮取一升半，去滓，分二服，温进一服。得吐者，止后服。

**栀子生姜豉汤方**

肥栀子十四个，擘　生姜五两，切　香豉四合，绵裹

右三味，以水四升，先煮二味，取二升半，内豉，煮取一升半，去滓，分二服，温进一服。得吐者，止后服。

发汗，若下之，而烦热，胸中窒者，属栀子豉汤证。（29）［原31］

伤寒五六日，大下之后，身热不去，心中结痛者，未欲解也，属栀子豉汤证。（30）［原50］

阳明病，脉浮而紧，咽燥口苦，腹满而喘，发热汗出，不恶寒，反恶热，身重。若发汗则躁，心愦愦而反谵语。若加温针，必怵惕烦躁不得眠。若下之，则胃中空虚，客气动膈，心中懊憹，舌上胎者，属栀子豉汤证。（31）［原40］

阳明病，下之，其外有热，手足温，不结胸，心中懊憹，饥不能食，但头汗出者，属栀子豉汤证。（32）［原67］

伤寒下后，心烦腹满，卧起不安者，属**栀子厚朴汤**。
（33）［原51］

栀子十四枚，擘　厚朴四两，炙　枳实四个，水浸，炙令赤

右三味，以水三升半，煮取一升半，去滓，分二服，温进一服，得吐者，止后服。

伤寒，医以丸药大下之，身热不去，微烦者，属**栀子干姜汤**。（34）［原52］

栀子十四个，擘　干姜二两

右二味，以水三升半，煮取一升半，去滓，分二服，一服得吐者，止后服。

凡用栀子汤，病人旧微溏者，不可与服之。（35）［原53］

伤寒，若吐下后，七八日不解，热结在里，表里俱热，时时恶风，大渴，舌上干燥而烦，欲饮水数升者，属**白虎加人参汤**。（36）［原37］

知母六两　石膏一斤，碎　甘草二两，炙　粳米六合　人参三两

右五味，以水一斗，煮米熟汤成，去滓，温服一升，日三服。

三阳合病，腹满身重，难以转侧，口不仁，面垢，又

作枻，一云向经。谵语遗尿。发汗则谵语，下之则额上生汗，若手足逆冷，自汗出者，属**白虎汤**。（37）[原39]

知母六两　石膏一斤，碎　甘草二两，炙　粳米六合

右四味，以水一斗，煮米熟汤成，去滓，温服一升，日三服。

太阳病，重发汗而复下之，不大便五六日，舌上燥而渴，日晡所小有潮热，一云日晡所发，心胸大烦。从心下至少腹鞕满而痛，不可近者，属**大陷胸汤**。（38）[原33]

大黄六两，去皮，酒洗　芒消一升　甘遂末一钱匕

右三味，以水六升，煮大黄取二升，去滓，内芒消，煮两沸，内甘遂末，温服一升，得快利，止后服。

太阳病，脉浮而动数，浮则为风，数则为热，动则为痛，数则为虚，头痛发热，微盗汗出，而反恶寒者，表未解也。医反下之，动数变迟，膈内拒痛，一云头痛即眩。胃中空虚，客气动膈，短气躁烦，心中懊憹，阳气内陷，心下因鞕，则为结胸，属大陷胸汤证。若不结胸，但头汗出，余处无汗，剂颈而还，小便不利，身必发黄。（39）[原60]

太阳病下之，其脉促，一作纵。不结胸者，此为欲解也。脉浮者，必结胸。脉紧者，必咽痛。脉弦者，必两胁

拘急。脉细数者，头痛未止。脉沉紧者，必欲呕。脉沉滑者，协热利。脉浮滑者，必下血。（40）［原12］

太阳病二三日，不能卧，但欲起，心下必结，脉微弱者，此本有寒分也。反下之，若利止，必作结胸。未止者，四日复下之，此作协热利也。（41）［原11］

太阳少阳并病，而反下之，成结胸，心下鞕，下利不止，水浆不下，其人心烦。（42）［原13］

伤寒五六日，已发汗而复下之，胸胁满微结，小便不利，渴而不呕，但头汗出，往来寒热，心烦者，此为未解也，属**柴胡桂枝干姜汤**。（43）［原34］

柴胡半斤　桂枝三两，去皮　干姜二两　栝楼根四两　黄芩三两　甘草二两，炙　牡蛎二两，熬

右七味，以水一斗二升，煮取六升，去滓，再煎取三升。温服一升，日三服。初服微烦，后汗出便愈。

太阳病，寸缓关浮尺弱，其人发热汗出，复恶寒，不呕，但心下痞者，此以医下之也。（44）［原19］

伤寒五六日，呕而发热者，柴胡汤证具，而以他药下之，柴胡证仍在者，复与柴胡汤。此虽已下之，不为逆，必蒸蒸而振，却发热汗出而解。若心下满而鞕痛者，此为

结胸也，大陷胸汤主之，用前方。但满而不痛者，此为痞，柴胡不中与之，**属半夏泻心汤**。（45）［原61］

半夏半升，洗　黄芩三两　干姜三两　人参三两　甘草三两，炙　黄连一两　大枣十二枚，擘

右七味，以水一斗，煮取六升，去滓，再煎取三升，温服一升，日三服。

伤寒中风，医反下之，其人下利日数十行，谷不化，腹中雷鸣，心下痞鞕而满，干呕，心烦不得安，医见心下痞，谓病不尽，复下之，其痞益甚。此非结热，但以胃中虚，客气上逆，故使鞕也，**属甘草泻心汤**。（46）［原63］

甘草四两，炙　黄芩三两　干姜三两　半夏半升，洗　大枣十二枚，擘　黄连一两

右六味，以水一斗，煮取六升，去滓，再煎取三升，温服一升，日三服。有人参，见第四卷中。

伤寒发汗，若吐若下，解后，心下痞鞕，噫气不除者，**属旋复代赭汤**。（47）［原35］

旋复花三两　人参三两　生姜五两　代赭一两　甘草三两，炙　半夏半升，洗　大枣十二枚，擘

右七味，以水一斗，煮取六升，去滓，再煎取三升，温服一升，日三服。

太阳病，外证未除，而数下之，遂协热而利，利下不止，心下痞鞕，表里不解者，**属桂枝人参汤**。（48）［原65］

桂枝四两，别切，去皮　甘草四两，炙　白术三两　人参三两　干姜三两

右五味，以水九升，先煮四味，取五升，内桂，更煮取三升，去滓，温服一升，日再，夜一服。

伤寒服汤药，下利不止，心下痞鞕。服泻心汤已，复以他药下之，利不止，医以理中与之，利益甚。理中，理中焦，此利在下焦，**属赤石脂禹余粮汤**。复不止者，当利其小便。（49）［原64］

赤石脂一斤，碎　太一禹余粮一斤，碎

右二味，以水六升，煮取二升，去滓，分温三服。

本以下之，故心下痞，与泻心汤。痞不解，其人渴而口燥烦，小便不利者，**属五苓散**。一方云，忍之一日乃愈。（50）［原62］

猪苓十八铢，去黑皮　白术十八铢　茯苓十八铢　泽泻一两六铢　桂心半两，去皮

右五味，为散，白饮和服方寸匕，日三服。多饮煖水，汗出愈。

脉浮而紧，而复下之，紧反入里，则作痞，按之自

濡，但气痞耳。（51）［原14］

伤寒大下之，复发汗，心下痞，恶寒者，表未解也，不可攻痞。当先解表，表解乃攻痞。解表宜桂枝汤，用前方；攻痞宜**大黄黄连泻心汤**。（52）［原36］

大黄二两，酒洗　黄连一两

右二味，以麻沸汤二升渍之，须臾绞去滓，分温再服。有黄芩，见第四卷中。

伤寒吐下发汗后，虚烦，脉甚微，八九日心下痞鞕，胁下痛，气上冲咽喉，眩冒，经脉动惕者，久而成痿。（53）［原15］

太阳病，医发汗，遂发热恶寒，因复下之，心下痞，表里俱虚，阴阳气并竭，无阳则阴独，复加烧针，因胸烦，面色青黄，肤𥆧者，难治。今色微黄，手足温者，易愈。（54）［原23］

得病六七日，脉迟浮弱，恶风寒，手足温。医二三下之，不能食，而胁下满痛，面目及身黄，颈项强，小便难者，与柴胡汤，后必下重。本渴饮水而呕者，柴胡不中与也，食谷者哕。（55）［原10］

伤寒八九日，下之，胸满烦惊，小便不利，谵语，一身

尽重，不可转侧者，属**柴胡加龙骨牡蛎汤**。（56）［原58］

柴胡四两　龙骨一两半　黄芩一两半　生姜一两半，切　铅丹一两半　人参一两半　桂枝一两半，去皮　茯苓一两半　半夏二合半，洗　大黄二两　牡蛎一两半，熬　大枣六枚，擘

右十二味，以水八升，煮取四升，内大黄，切如棋子，更煮一两沸，去滓，温服一升。本云柴胡汤，今加龙骨等。

伤寒十三日不解，胸胁满而呕，日晡所发潮热，已而微利，此本柴胡，下之不得利，今反利者，知医以丸药下之，此非其治也。潮热者实也，先服小柴胡汤以解外，后以**柴胡加芒消汤**主之。（57）［原56］

柴胡二两十六铢　黄芩一两　人参一两　甘草一两，炙　生姜一两　半夏二十铢，旧云五枚，洗　大枣四枚，擘　芒消二两

右八味，以水四升，煮取二升，去滓，内芒消，更煮微沸，温分再服，不解更作。

太阳病，过经十余日，反二三下之，后四五日，柴胡证仍在者，先与小柴胡。呕不止，心下急，一云，呕止小安。郁郁微烦者，为未解也，可与**大柴胡汤**，下之则愈。（58）［原55］

柴胡半斤　黄芩三两　芍药三两　半夏半升，洗　生姜五

两　枳实四枚，炙　大枣十二枚，擘

右七味，以水一斗二升，煮取六升，去滓，再煎取三升，温服一升，日三服。一方加大黄二两。若不加，恐不为大柴胡汤。

太阳病，过经十余日，心下温温欲吐，而胸中痛，大便反溏，腹微满，郁郁微烦。先此时极吐下者，与**调胃承气汤**。若不尔者，不可与。但欲呕，胸中痛，微溏者，此非柴胡汤证，以呕，故知极吐下也。调胃承气汤。（59）〔原32〕

大黄四两，酒洗　甘草二两，炙　芒消半升

右三味，以水三升，煮取一升，去滓，内芒消，更上火令沸，顿服之。

伤寒十三日，过经谵语者，以有热也，当以汤下之。若小便利者，大便当鞕，而反下利，脉调和者，知医以丸药下之，非其治也。若自下利者，脉当微厥，今反和者，此为内实也，属调胃承气汤证。（60）〔原57〕

伤寒吐后，腹胀满者，属调胃承气汤证。（61）〔原68〕

太阳病，若吐若下若发汗后，微烦，小便数，大便因鞕者，与**小承气汤**和之愈。（62）〔原42〕

大黄四两，酒洗　厚朴二两，炙　枳实三枚，炙右三味，以水四升，煮取一升二合，去滓，分温二服。

伤寒若吐若下后不解，不大便五六日，上至十余日，日晡所发潮热，不恶寒，独语如见鬼状。若剧者，发则不识人，循衣摸床，惕而不安，一云顺衣妄撮，怵惕不安。微喘直视，脉弦者生，涩者死。微者，但发热谵语者，属**大承气汤**。（63）［原38］

大黄四两，去皮，酒洗　厚朴半斤，炙　枳实五枚，炙　芒消三合

右四味，以水一斗，先煮二味，取五升，内大黄，煮取二升，去滓。内芒消，更煮令一沸，分温再服。得利者。止后服。

阳明病下之，心中懊憹而烦，胃中有燥屎者，可攻。腹微满，初头鞕，后必溏，不可攻之。若有燥屎者，宜大承气汤。（64）［原41］

夫病，阳多者热，下之则鞕；汗多，极发其汗，亦鞕。（65）［原18］

阳明病，脉迟，食难用饱，饱则发烦头眩，必小便难，此欲作谷瘅。虽下之，腹满如故，所以然者，脉迟故也。（66）［原17］

阳明病，能食，下之不解者，其人不能食，若攻其热必哕，所以然者，胃中虚冷故也。以其人本虚，攻其热必哕。（67）［原16］

太阴之为病，腹满而吐，食不下，自利益甚，时腹自痛。若下之，必胸下结鞕。（68）［原20］

本太阳病，医反下之，因尔腹满时痛者，属太阴也，**属桂枝加芍药汤**。（69）［原70］

桂枝三两，去皮　芍药六两　甘草二两，炙　大枣十二枚，擘　生姜三两，切

右五味，以水七升，煮取三升，去滓，分温三服。本云桂枝汤，今加芍药。

伤寒六七日，大下，寸脉沉而迟，手足厥逆，下部脉不至，喉咽不利，唾脓血，泄利不止者，为难治，**属麻黄升麻汤**。（70）［原71］

麻黄二两半，去节　升麻一两六铢　当归一两六铢　知母十八铢　黄芩十八铢　萎蕤十八铢，一作菖蒲　芍药六铢　天门冬六铢，去心　桂枝六铢，去皮　茯苓六铢　甘草六铢，炙　石膏六铢，碎，绵裹　白术六铢　干姜六铢

右十四味，以水一斗，先煮麻黄一两沸，去上沫，内诸药，煮取三升，去滓，分温三服，相去如炊三斗米顷，

令尽，汗出愈。

伤寒，大吐大下之，极虚，复极汗者，其人外气怫郁，复与之水，以发其汗，因得哕。所以然者，胃中寒冷故也。（71）［原21］

伤寒，本自寒下，医复吐下之，寒格，更逆吐下，若食入口即吐，属**干姜黄芩黄连人参汤**。（72）［原72］

干姜　黄芩　黄连　人参各三两

右四味，以水六升，煮取二升，去滓，分温再服。

辨发汗吐下后病脉证并治条文编次说明：

第1条至第3条为第一节，论述桂枝麻黄各半汤证治；桂枝汤证治。

第4条至第8条为第二节，论述太阳病下之后，其气上冲者，可与桂枝汤；论述太阳病，下之后的桂枝去芍药汤证治以及桂枝去芍药加附子汤证治；论述太阳病经误治后，成为坏病，不可再用桂枝汤；论述桂枝去桂加茯苓白术汤证治。

第9条至第16条为第三节，论述误治后形成的阴阳气血虚弱证；汗下失序导致的里寒证；下后里虚身重心悸证；论述病在表、在里的发汗或攻下的先后顺序；先下后汗表里俱虚证；先下后汗亡津液证；亡津液自愈证；发汗等治疗后，脉平小烦证。

第17条至第21条为第四节，论述治疗后导致的各种里阳虚衰的证治。

第22条至第24条为第五节，论述治疗后导致喘的各种证治。

第25条为第六节，论述烧针后烦躁的桂枝甘草龙骨牡蛎汤证治。

第26条为第七节，论述误治后的茯苓桂枝白术甘草汤证治。

第27条为第八节，论述误治后有瘀血的抵当汤证治。

第28条至第35条为第九节，论述误治后的栀子豉汤证治以及类证证治。

第36条至第37条为第十节，论述误治后的白虎加人参汤证治以及白虎汤证治。

第38条至第42条为第十一节，论述误治后的结胸证治。

第43条为第十二节，论述误治后的柴胡桂枝干姜汤证治。

第44条至第54条为第十三节，论述误治后的各种痞证证治。

第55条为第十四节，论述误治后的不能食而胁下满痛之证。

第56条至第58条为第十五节，论述误治后形成的柴胡加龙骨牡蛎汤证治；柴胡加芒消汤证治；大柴胡汤证治。

第59条至第64条为第十六节，论述误治后形成的调胃承气汤证治；小承气汤证治；大承气汤证治。

第65条为第十七节，论述阳热外盛者，攻下或发汗多而致大便硬。

第66条至第67条为第十八节，论述阳明病误治后的欲作谷瘅证；胃中虚冷证。

第68条、第69条为第十九节，论述形成太阴病的证治。

第70条至第72条为第二十节，论述形成厥阴病的证治。

# 刻仲景全书序

　　岁乙未，吾邑疫厉大作，予家臧获率六七就枕席。吾吴和缓明卿沈君南昉在海虞，藉其力而起死亡殆偏，予家得大造于沈君矣。不知沈君操何术而若斯之神，因询之。君曰：予岂探龙藏秘典，剖青囊奥旨而神斯也哉？特于仲景之《伤寒论》窥一斑两斑耳！予曰：吾闻是书于家大夫之日久矣，而书肆间绝不可得。君曰：予诚有之。予读而知其为成无己所解之书也。然而鱼亥不可正，句读不可离矣。已而购得数本，字为之正，句为之离，补其脱略，订其舛错。沈君曰：是可谓完书，仲景之忠臣也。予谢不敏。先大夫命之：尔其板行，斯以惠厥同胞。不肖孤曰：唯唯。沈君曰：《金匮要略》，仲景治杂证之秘也，盍并刻之，以见古人攻击补泻缓急调停之心法。先大夫曰：小子识之！不肖孤曰：敬哉。既合刻，则名何从？先大夫曰：可哉，命之名《仲景全书》。既刻已，复得宋板《伤寒论》焉。予曩固知成注非全文，及得是书，不啻拱璧，转卷间而后知成之荒也，因复并刻之。所以承先大夫之志欤。又故纸中检得《伤寒类证》三卷，所以櫽括仲景之书，去其烦而归之简，聚其散而汇之一。其于病证脉方若标月指之明且尽。仲景之法于是粲然无遗矣，乃并附于后。予因是哀夫世之人，向故不得尽命而死也。夫仲景殚心思于轩岐，辨证候于丝发，著为百十二方，以全民命。斯何其仁且爱而跻一世于仁寿之域也！乃今之业医者，舍本逐末，超者曰东垣，局者曰丹溪已矣。而最称高识者则《玉机微义》是宗，若《素问》、若《灵枢》、若《玄珠密语》，则嗒焉茫乎而不知旨归。而语之以张仲景、刘河间几不能知其人与世代。犹靦然曰：吾能已病足矣，奚高远之是务？且于今之读轩岐书者，必加诮曰：是夫也，徒读父书耳，不知兵变已。夫不知变者世诚有之，以其变之难通而遂弃之者，是犹食而咽也，去食以求养生者哉，必且不然矣。则今日是书之刻，乌知不为肉食者大嗤乎！说者谓：陆宣公达而以奏疏医天下，穷而聚方书以医万民。吾子固悠然有世思哉。予曰：不，不！是先大夫之志也！先大夫固尝以奏疏医父子之伦，医朋党之渐，医东南之民瘼；以直言敢谏，医谄谀者之膏肓，故踬之日多，达之日少。而是书之刻也，其先大夫宣公之志欤？今先大夫殁，垂四年而书成。先大夫处江湖退忧之心，盖与居庙堂进忧之心同一无穷矣。客曰：子实为之，而以为先公之志，殆所谓善则称亲欤？不肖孤曰：不，不！是先大夫之志也！

万历己亥三月谷旦海虞清常道人赵开美序

# 伤寒论序

　　夫《伤寒论》，盖祖述大圣人之意，诸家莫其伦拟。故晋皇甫谧序《甲乙针经》云：伊尹以元圣之才，撰用神农本草以为汤液，汉张仲景论广《汤液》为十数卷，用之多验。近世太医令王叔和，撰次仲景遗论甚精，皆可施用。是仲景本伊尹之法，伊尹本神农之经，得不谓祖述大圣人之意乎？

　　张仲景《汉书》无传，见《名医录》云：南阳人，名机，仲景乃其字也。举孝廉，官至长沙太守，始受术于同郡张伯祖，时人言，识用精微过其师。所著"论"，其言精而奥，其法简而详。非浅闻寡见者所能及。自仲景于今八百余年，惟王叔和能学之。其间如葛洪、陶景、胡洽、徐之才、孙思邈辈，非不才也，但各自名家，而不能修明之。开宝中，节度使高继冲曾编录进上，其文理舛错，未尝考正。历代虽藏之书府，亦阙于雠校，是使治病之流，举天下无或知者。国家诏儒臣校正医书，臣奇续被其选。以为百病之急，无急于伤寒。今先校定张仲景《伤寒论》

十卷，总二十二篇，证外合三百九十七法，除复重定有一百一十二方。今请颁行。

太子右赞善大夫臣高保衡、尚书屯田员外郎臣孙奇、尚书司封郎中祕阁校理臣林亿等谨上

# 附：《伤寒论》流传版本等问题考略

**1.仲景所著《伤寒论》与《杂病论》是否原为一本书？**

笔者通过对"宋板《伤寒论》十卷本"的排序，可以确定"《伤寒论》十卷本"本身就是一部非常完整的著作。《伤寒论》与《杂病论》原为张仲景所著的两本书，但因并刊为一书，故称为《伤寒、杂病论》。另，观其序名为"伤寒、杂病论集"的"集"字，以及序中"为伤寒、杂病论合十六卷"的"合"字，也可知原来就是两本书。

**2.关于《伤寒论》错简原因及王叔和整理《张仲景方》十五卷等问题**

（1）《伤寒论》错简的原因

笔者通过对"宋板《伤寒论》十卷本"重新排序，可以肯定地说：宋板《伤寒论》是错简，而且错简非常严重。不仅《平脉法》《辨脉法》两篇的顺序完全乱了，并且将《辨脉法》排在了第一，《平脉法》排在了第二。从逻辑上来看，《平脉法》应该在全书最前，其第一条才应该是《伤寒论》的第一条。

那么，错简到底是怎么发生的呢？我们可以做如下假设，然后进行分析。

首先，假设错简是在自然状态下发生的。如果错简是在自然状态下发生的，那么《伤寒论》可能是什么样子呢？笔者认为：应该整部书都是乱的，即在《辨太阳病脉证并治上》或《辨阳明病脉证并治》等篇中，可能会混入其他篇中的任何一条。这种情况一旦发生，《伤寒论》的条文就全乱了，后人也就无从学习了。

但奇怪的是，通过对宋板《伤寒论》的排序整理，发现整部书虽然都有错简，错简却严格地限定了范围，即除了《平脉法》《辨脉法》两篇外，其余篇的条文虽然前后顺序有错简，但没有将条文排错篇。考虑书简的存放，假设每一篇书简均有绳子捆着，虽然条文乱了顺序，但仍没有错乱到其他篇章之中。如果是这样，那么《平脉法》《辨脉法》的条文也不应该相互错乱。

通过以上假设可知，如果不是因为自然力的错简和每一篇都有绳子束缚而在其篇内错简，那么，我们最不愿意看到的一种嫌疑就越来越大了，即有人故意编乱了整部《伤寒论》。因为《平脉法》《辨脉法》如果不相互编乱，而仅仅本于篇中的条文来错简，后人很容易发现原来的顺序。这种错简是一种人为的把握分寸，既要让整部著作都错简，而又不太过度。而使《伤寒论》错简的人，可能不想让后人再恢复《伤寒论》原貌，故将《平脉法》与《辨脉法》的原文混乱。如果真的是这样的话，仅从这点来看，可以说明《平脉法》《辨脉法》必为仲景原作。

《伤寒论》是张仲景花费了巨大的精力与时间才完成的不朽之作，正如仲景在原序中说："感往昔之沦丧，伤横夭之莫救，乃勤求古训，博采众方，撰用《素问》《九卷》《八十一难》《阴阳大论》《胎胪药录》并平脉辨证。为《伤寒杂病论》，合十六卷。虽未能尽愈诸病，庶可以见病知源。若能循余所集，思过半矣。"他著书的目的就是为了使其广传于世，造福民众。为了让后世的中医能很好地按书中的思路去学习以诊疗疾病。所以，仲景在世的时候，绝不会有《伤寒论》错简的情况发生。

再进一步考虑，错简是否是仲景去世后，仲景的弟子故意而为呢？其实是有这种可能的。不过这种情况要在仲景所传授的弟子极少，只有一两个弟子，甚至只有一个弟子的情况下才可能发生。这个需要进一步考证，也许真的是仲景弟子故意错简而私藏真本呢。

（2）王叔和与《伤寒论》

《伤寒论》后来传到了王叔和手里，其对仲景的著作进行过整理。王叔和当时是太医令，应是魏太医令或在魏、晋都任过太医令。

唐贞观年间编撰的《隋志》中记载仲景的著作有四，即《张仲景方》十五卷，《张仲景辨伤寒》十卷，《张仲景评病要方》一卷，《张仲景疗妇人方》二卷。

"《张仲景方》十五卷"，包括"伤寒论"和"杂病论"两部分内容。此书在东晋至唐代前叫作《金匮玉函要略方》。后来，在流传过程中，《张仲景方》被分成了两部分，其中"伤寒论"被称为《金匮玉函经》，另一部分"杂病论"，改名为《金匮要略方论》。"《张仲景方》十五卷"的写作特点为方证分开，证在前，方在后。北宋景佑初年，翰林学士王洙从蠹简中发现了《金匮玉函要略方》，当时书的结构即为"上则辨伤寒，中则论杂病，下则载其方，并疗妇人"，后经林亿等人校定，删除了《伤寒论》部分，留下杂病以后的内容，并将方剂重归于证候之下，才成了我们现今所见到的《金匮要略方论》。而实为"伤寒论"内容的《金匮玉函经》则在流传过程中，被唐代孙思邈见过。

"《张仲景辨伤寒》十卷"，就是后来流传下来的"宋板《伤寒论》十卷"。应该说《隋志》所载的《张仲景方》十五卷及《张仲景辨伤寒》十卷，都是经过王叔和才流传下来的。

在《隋志》中并没有说"《张仲景方》十五卷"为王叔和撰，但在《旧唐书·经籍志》中记载："《张仲景药方》十五卷　王叔和撰。"在《新唐书·艺文志》中记载："王叔和《张仲景药方》十五卷，又《伤寒卒病论》十卷。"《旧唐书·经籍志》与《新唐书·艺文志》是根据当时所见到的书籍进行记录的，从此可以确认王叔和编次整理过这两本书的。

（3）王叔和的仲景著作从何而来？

《太平御览》卷722《方术部》之三说："《张仲景方》序曰：卫汛好医术，少师仲景，有才识。撰《四逆三部厥经》及《妇人胎藏经》《小儿颅囟方》三卷，皆行于世。"

《太平御览》是北宋太平兴国（977—983）年间由李昉、李穆、徐铉等学者奉敕编纂的著名类书，根据当时所见的《张仲景方》的序言，记载了这段话。

其中所提的《张仲景方》就是"《张仲景方》十五卷"，是王叔和所撰。那么这个序是谁写的呢？当然是王叔和写的。序的全部内容我们现在看不到了，但据此可以知道，王叔和在如此重要的序中，可不是为了仅仅记载仲景有个弟子叫卫汛，有才识，撰有哪些著作等。最重要的是要在序中说明，仲景的著作与卫汛的关系，仲景的著作应该是经卫汛传下来，又传到王叔和手中的。这也许才是序要写的内容。所以，从中可知：王叔和的仲景著作最大的可能是从仲景的弟子卫汛手中得到的。

需要说明的是，王叔和的序现在看不到的一个最主要的原因：《张仲景方》在流传过程中分为了两部分，即《金匮玉函经》与《金匮要略方论》。《金匮玉函经》作为《张仲景方》的第一部分，在流传中原来的序已经亡佚了，或许是流传过程中，因保存不善而缺失了，故后人在卷一增加了《证治总例》来保持其书的完整性。在《证治总例》中出现了一些佛教用语，如"经云：地水火风，合和成人"，"四百四病，同时俱起"，"六识闭塞，犹如醉人。"所以，根据这些佛教用语，可以推测《金匮玉函经》应该是在东晋或南北朝时被改动过的。

（4）王叔和为什么整理《伤寒论》等书？

假定王叔和从仲景弟子那里得到了《伤寒论》，他得到的是没有错简的真本，那他就没有必要再花时间去整理了，而且他更不可能在得到真本后，把真本藏起来，再去编错简本。因为当时仲景的弟子手里仍有真本。

可见，王叔和所得到的《伤寒论》是错简本。那么，《杂病论》呢？如果真的是卫汛存心把错简了的《伤寒论》交给王叔和，当然也不会好好地把《杂病论》的真本传给王叔和。但《杂病论》这部分和《伤寒论》不同的是，不能用错简的方式传给王叔和。因为，即使把《杂病论》的条文全部错简，但通过整理全部条文，王叔和仍能很好地学到《杂病论》的全部内容。所以，交到王叔和手中的应该是一个内容不全的节略本，这就是我们现在看到的流传下来的《金匮要略方论》。

"《张仲景药方》十五卷"，不仅包括《伤寒论》，还包括《杂病论》，即《金匮要略方论》的内容。但由于为错简，方证同条，可能王叔和觉得学习不便，想整理出一本便于学习的仲景之书来，特点是把药方放在后面，所以，《张仲景方》十五卷，或称《张仲景药方》十五卷，就是这种证在前、方在后的体例。

《金匮玉函经》是《伤寒论》的一种版本，在《金匮玉函经》中，方与证是分开的，即证述于前，方列于后。宋朝林亿等人对《金匮玉函经》进行了校正，并在《校正金匮玉函经疏》中说："《金匮玉函经》与《伤寒论》同体而别名，欲人互相检阅，而为表里，以防后世之亡逸，其济人之心，不已深乎？细考前后，乃王叔和撰次之书。张仲景有《金匮录》，故以《金匮玉函》名，取宝而藏之之义也。"

《金匮玉函经》的诸"可"与"不可"中，有比宋本《伤寒论》十卷中多出来的内容。

宋本《伤寒论》中有"辨不可发汗""辨可发汗""辨发汗后""辨不可吐""辨可吐""辨不可下""辨可下""辨发汗吐下后"。

《金匮玉函经》有"辨不可发汗""辨可发汗""辨不可吐""辨可吐""辨不可下""辨可下""辨发汗吐下后""辨可温""辨不可火""辨可火""辨不可灸""辨可灸""辨不可刺""辨可刺""辨不可水""辨可水""论热病阴阳交并生死证"。

《金匮玉函经》比宋本《伤寒论》多出来的几篇为："辨可温""辨不可火""辨可火""辨不可灸""辨可灸""辨不可刺""辨可刺""辨不可水""辨可水""论热病阴阳交并生死证"，这些又是从哪里来的？

笔者认为，这些不是王叔和编的，应该仍是张仲景写的。可能张仲景在著述《伤寒论》时，觉得再加入这些条文，就显得内容有些繁杂了，所以没有编入。卫汛是从小跟随仲景，他把错简的《伤寒论》和节略了的《杂病论》交给王叔和后，可能被询问，仲景还留存有什么东西？卫汛则又找到这些没有被编入的条文和其他一些零散条文，交给了王叔和。因为是仲景所留条文，王叔和非常重视，将其编入《张仲景方》十五卷中。并且在王叔和的《脉经》中，诸"可""不可"与《金匮玉函经》中几乎完全相同，说明王叔和知道这些条文是仲景的。

在历史上或现今，有很多人动不动就把一些罪过加在王叔和头上。比如说，平脉、辨脉、伤寒例是王叔和加进去的，诸"可"与"不可"是王叔和编的等。从以上分析可知，王叔和得到的已是错简版本，又如何再乱编次？

（5）关于子目及方序编号

《伤寒论》十卷增加了子目，应该是因正文散乱，不便于学习，加了子目可能是为了给学生讲授方便，前面总结有方证的条文来供背诵记忆，后面的正文以供系统学习理解。而子目又可作为既有条文又有方剂的"法"来行统计之用。

可以看出子目不是仲景所写，因为有些子目的条文过简有失正文本义，或与正文的本义有差异。但从子目来看，编者水平也非一般，用语简洁、干练，使子目有提纲挈领之义。

将已经错简的书中方剂出现顺序进行编号，并编写子目，这些事情是谁做的尚不清楚，但也没有证据证明这些是王叔和做的。王叔和在整理《伤寒论》时，错简的条文他没有改动，因为他在《脉经》中，加入的《伤寒论》诸"可"与"不可"等内容基本是按原错简顺序抄录的，这说明他所见到的已经是错简本，另一方面说明他保持了原顺序。而宋朝林亿等人只对文字进行了校正，增加了一些小字，而子目是大字，说明增加子目不是宋朝的事情，应该是《伤寒论》错简后不久。

（6）《伤寒论》为什么是错简？

王叔和拿到《伤寒论》时正任太医令，说明这可能是当时朝廷的意愿，王叔和只是代表政府办事。推测当时的情景，可能仲景的弟子不想给，但又不能不给，因此将《伤寒论》错简，并将《杂病论》节略，以致真本散失。

王叔和在《张仲景方》序中专门写到仲景的弟子："卫汛好医术，少师仲景，有才识。撰《四逆三部厥经》及《妇人胎藏经》《小儿颅囟方》三卷，皆行于世。"笔者考虑，可能王叔和当时有所怀疑《伤寒论》是错简本，推测其文意，表面上是夸奖卫汛，而实际上更是想让后人知道，《伤寒论》等书的来龙去脉。

### 3.《伤寒论》十卷本的流传过程

张仲景的著作原名为《伤寒杂病论》，由《伤寒论》《杂病论》两部分合成，其中的《伤寒论》为十卷本。在《隋志》中有《张仲景辨伤寒》十卷的记载。到了北宋时期，在《崇文总目》《宋史·艺文志》中，均有《伤寒论》十卷的记载。说明《伤寒论》十卷本，虽然经历了历史上的风风雨雨，到了宋朝，仍然较好地传了下来。

（1）北宋林亿等人校定《伤寒论》

北宋嘉祐二年（1057），国家设立了校正医书局于编修院，遴选校书人才，规定校勘原则，选择好的底本以行校勘。现存的众多中医典籍，很多都是经过北宋时的整理校定、刊印而保存下来的。《伤寒论》十卷本是由高保衡、孙奇、林亿校定的，这个排次顺序是按照官位大小排定的，具体工作是由林亿来做的。

宋孙奇林亿等人在《伤寒论序》中说："开宝中，节度使高继冲曾编录进上，其文理舛错，未尝考正。历代虽藏之书府，亦阙于雠校。是使治病之流，举天下无或知者。国家诏儒臣校正医书，臣奇续被其选。以为百病之急，无急于伤寒。今先校定张仲景伤寒论十卷，总二十二篇，证外合三百九十七法，除复重定有一百一十二方，今请颁行。"

林亿等人为何要在短短的序中专门提到高继冲献书之事呢？正是为了说明《伤寒论》十卷的由来。宋本《伤寒论》十卷是由高继冲献给朝廷的，北京中医药大学钱超尘教授提出了这种观点。

高继冲是唐末五代十国荆南国的最后一位国君，荆南国为位于长江中游的一个小国，当时由于全国没有统一，荆南节度使的权力相当于荆南国的国君。宋太祖赵匡胤在公元960年建立宋朝，就开始了统一大业。而高继冲是公元962年主管荆南国，为了避免灭国，不断向宋朝进献金银财宝等物品，其中就有于开宝年间（应在公元971年前后，因为据《宋史》高继冲传，高继冲死于开宝六年，即公元973年）进献的《伤寒论》一书。但高继冲所献的《伤寒论》，"其文理舛错，未尝考正"，可能是指条文之间不能接续，为明显的错简，孙奇林亿等已经看出来了，但当时并无好的解决办法，只能进行校定的工作。通过林亿等人的《伤寒论》序，可以探究林亿等人所采用的《伤寒论》十卷本，应该是高继冲所献出的。林亿等人以此为底本，又参考了当时的其他版本进行校勘。

林亿等人在《伤寒论》的条文中增加一些小字，如"一云阴气""一作纵""一云与三物小白散"等等，其注是林亿等考据《金匮玉函经》《千金要方》《千金翼方》《太平圣惠方》等后所加入。另外，在有所疑惑的方剂下面，增加了较多小字来论述自己的观点，以起到排除疑惑的作用。

宋本《伤寒论》经校定后，于北宋治平二年（1065）刊刻了大字本《伤寒论》，又于北宋元祐三年（1088）刊刻了小字本《伤寒论》，这对于《伤寒论》十卷本的流传，起到了至关重要的作用。

（2）明朝赵开美复刻宋本《伤寒论》

宋本《伤寒论》，即北宋治平二年刊刻的大字本《伤寒论》及北宋元祐三年刊刻的小字本《伤寒论》，这些版本流传到明代已经极为稀少了。幸而明赵开美在万历二十七年（1599）获得一部北宋小字本《伤寒论》，他采用摹刻的方法保存了北宋元祐版的原始面貌，故后世尊称赵开美本为"宋本《伤寒论》"，现存世也极少。而北宋原版的大字本及小字本《伤寒论》，则一本也没有流传到现今。

赵开美复刻的宋本《伤寒论》，有初刻本和在初刻本基础上的改过本。现存于中国中医科学院图书馆的藏本为初刻本，北京图书馆藏本则是在初刻本基础上的改过本。为什么这么说呢？赵开美在初刻宋本《伤寒论》时出现了一点错误，即在中国中医科学院图书馆藏本卷三第93条"太阳病，先下而不愈，因复发汗，以此表里俱虚，其人因致冒，冒家汗出自愈。所以然者，汗出表和故也。得里和，然后复下之"。既然"得里和"，就不应该再攻下了，可见"得里和"是错了。于是，赵开美又在原版上补刻改正过来，成了与中国中医科学院图书馆藏本有点不同的北京图书馆藏本。北京图书馆藏本的这一条为"里未和，然后复下之"。

那么原本中这一条应该是怎样的呢？在卷十"辨发汗

吐下后"中，有一条相同的条文，为"太阳病，先下而不愈，因复发汗，以此表里俱虚，其人因致冒，冒家汗出自愈。所以然者，汗出表和故也。得表和，然后复下之"。所以，可知这条原文应为"得表和，然后复下之"。

之所以出现这个错误可能是由于赵开美当时所得到的宋小字本有错，宋小字本《伤寒论》将卷三第93条"得表和"误作"得里和"，而赵开美初刻时延续了原小字本的错误，在发现错误后，赵开美又根据成无己《注解伤寒论》中"得里未和"将其改为"里未和"。这样，在北京图书馆藏本中就成为了"里未和"。

需要提醒大家注意："里未和"这条原文的出现，只能是明赵开美本之后的事情。

另外，在北京图书馆藏本中还有几处与中国中医科学院藏本不同。

中国中医科学院藏本中，原平脉第34条"趺阳脉浮而芤，浮者卫气虚，芤者荣气伤，其身体瘦，肌肉甲错，浮芤相搏，宗气微衰，四属断绝。四属者，谓皮肉脂髓俱竭，宗气则衰矣。"以及原平脉第35条"寸口脉微而缓，微者卫气疏，疏则其肤空；缓者胃气实，实则谷消而水化也。谷入于胃，脉道乃行，水入于经，其血乃成。荣盛，则其肤必疏，三焦绝经，名曰血崩"，这两条中的"卫气"，在北京图书馆藏本中均改成了"胃气"。说明当时的刻版者，有主观随意的倾向，认为"卫气"二字不对，应该是"胃气"，就把这两个字改了。

还有，中国中医科学院藏本中，原平脉第10条"问曰：《经》说，脉有三菽、六菽重者，何谓也？师曰：脉，人以指按之，如三菽之重者，肺气也。如六菽之重者，心气也。如九菽之重者，脾气也。如十二菽之重者，肝气也。按之至骨者，肾气也。菽者，小豆也。假令下利，寸口、关上、尺中，悉不见脉，然尺中时一小见，脉再举头一云按投者，肾气也。若见损脉来至，为难治。肾谓所胜脾，脾胜不应时。"其中的小字"肾谓所胜脾，脾胜不应时"，刻版者觉得不太通顺，就改成了"肾为脾所胜，脾胜不应时"。

**4.谈《伤寒论》的流传版本**

（1）《隋书·经籍志》所说的《张仲景辨伤寒》十卷，原本就是方证同条的十卷版本。有人认为原来不是方证同条，而是林亿等人按照孙思邈方证同条的做法效仿的。笔者通过对宋本《伤寒论》十卷的排序，确定这种认识是错误的。流传下来的宋本《伤寒论》十卷就是《张仲景辨伤寒》十卷。这个《伤寒论》十卷本虽然被人错简了，但这是仲景传下来的第一本。

（2）《金匮玉函经》就是经王叔和整理的《张仲景药

方》十五卷中的《伤寒论》的内容。

（3）唐代孙思邈在晚年时找到了一种证在前、方在后的《伤寒论》，也就是经过王叔和整理的《金匮玉函经》。孙思邈对其进行改动，将方剂重归于证下，即方证同条。但没有平脉、辨脉、伤寒例，更将太阳病篇的内容重新分类编次。载入了《千金翼方》卷九、卷十之中。

（4）宋代成无己撰《注解伤寒论》，成书于1144年。是历史上第一本全释《伤寒论》的著作。书中《伤寒论》十卷原文完全承继自当时的宋本《伤寒论》十卷。在卷三的"太阳病……得里未和，然后复下之"，可见，宋本在这一条上曾经出现过错误，出现错误的原宋本应是"太阳病……得里和，然后复下之"。成无己根据改过的宋本改成了"得里未和，然后复下之"。所以，在宋时，当发现宋小字本有错误时，应该就随之有"得里未和，然后复下之"的纠错本出现了，即在原版"得里和"的基础上，增加一个小的"未"字，这应该是当时最简单的补救方法。

（5）康治本《伤寒论》：是唐贞元乙酉年的一个手抄卷子本，全书一卷，仅六十五条，五十方。在唐代传至日本，日本康治二年（1143）经日本人沙门了纯抄写，所以称为康治本。康治本仅有六经病的条文，而且条文与方剂很少，但却是方证同条的一个抄本，这可以证明隋唐时期存在有方证同条的《伤寒论》。

（6）敦煌《伤寒论》残卷：分为甲、乙、丙三种。甲种应是抄录于南朝梁以前，乙、丙二种应是抄录于唐高宗之时。但内容残缺，只有《伤寒论》中辨脉法及伤寒例的内容，六经以下的内容一条也没有。估计在没有残缺之前，也只是平脉、辨脉及伤寒例的内容。

（7）《伤寒论》有一个版本，在宋太平兴国年间，由王怀隐等人编纂《太平圣惠方》时被编入卷八，王怀隐等人又增加了一些内容。这个版本的特点也是前证后方，但是一个条文很不全（与宋本相比，六经病证只有124条）的版本，应为流传于六朝医师手中的一个抄录《金匮玉函经》部分条文的抄本。有一种很普遍的观点，认为这个《伤寒论》是宋开宝年间荆南节度使高继冲献给朝廷的《伤寒论》。前面已经提到，高继冲所献出的应该是《伤寒论》十卷本，所以，这个被编入《太平圣惠方》八卷的，不应该是高继冲所献出的。

### 5.谈世上流传的伪本

（1）康平本《伤寒论》：据说是唐朝传到日本的《伤寒论》，由日本人丹波雅忠于康平三年（1060）抄录，后又在日本贞和二年（1346）由医家和气朝臣嗣成重加抄录。所以，称为康平本，又称为和气本。康平本与宋本《伤寒论》

的条文顺序基本相同，只是没有辨脉法、平脉法，以及诸"可"与"不可"的内容，也是一个方证同条的版本。如果康平本真的是公元1060年所抄录，就成了在宋本之前的版本（宋本是在治平二年，即公元1065年由林亿等人校定而成），可以证明隋唐以来，一直有一个方证同条的《伤寒论》本存在，也证明了宋林亿等人所本的由隋唐时期流传下来的《伤寒论》原底本，是一个方证同条的版本。

但我认为，康平本是日本人抄自宋本《伤寒论》的一个版本，而且是抄自明赵开美改刻过的，即北京图书馆藏本，只是一个节略本。原因在于，康平本恰恰就是在"里未和，然后复下之"这一句上，露出了真面目。所谓由丹波雅忠抄录等等，完全是故意制造的假象。

（2）桂林古本《伤寒杂病论》及与其大同小异的白云阁藏本《伤寒杂病论》也是伪本。书中不仅有关《伤寒论》的条文均错乱排列，更因为有"里未和，然后复下之"这条条文，证明其必是伪本无疑。这两本书虽是伪书，但也是较有临床经验的中医之作，所以，可以鱼目混珠，让很多人把它当成了仲景的传世真本。

韩世明

2017年9月